utb 2547

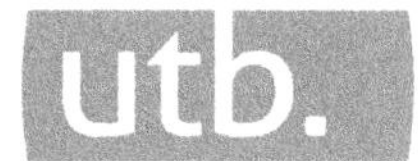

Eine Arbeitsgemeinschaft der Verlage

Böhlau Verlag · Wien · Köln · Weimar
Verlag Barbara Budrich · Opladen · Toronto
facultas · Wien
Wilhelm Fink · Paderborn
Narr Francke Attempto Verlag / expert Verlag · Tübingen
Haupt Verlag · Bern
Verlag Julius Klinkhardt · Bad Heilbrunn
Mohr Siebeck · Tübingen
Ernst Reinhardt Verlag · München
Ferdinand Schöningh · Paderborn
transcript Verlag · Bielefeld
Eugen Ulmer Verlag · Stuttgart
UVK Verlag · München
Vandenhoeck & Ruprecht · Göttingen
Waxmann · Münster · New York
wbv Publikation · Bielefeld

Soziale Arbeit im Gesundheitswesen – Band 4

Herausgegeben von Hans-Günther Homfeldt, Trier, und Albert Mühlum, Bensheim

Mühlum / Gödecker-Geenen: Soziale Arbeit in der Rehabilitation
Sting / Blum: Soziale Arbeit in der Suchtprävention
Weiß / Neuhäuser / Sohns: Soziale Arbeit in der Frühförderung und Sozialpädiatrie
Student / Mühlum / Student: Soziale Arbeit in Hospiz und Palliative Care
Ansen / Gödecker-Geenen / Nau: Soziale Arbeit im Krankenhaus
Steen: Soziale Arbeit im Öffentlichen Gesundheitsdienst
Geißler-Piltz / Mühlum / Pauls: Klinische Sozialarbeit
Dörr: Soziale Arbeit in der Psychiatrie
Franzkowiak: Präventive Soziale Arbeit im Gesundheitswesen
Greuèl / Mennemann: Soziale Arbeit in der Integrierten Versorgung

Johann-Christoph Student •
Albert Mühlum • Ute Student

Soziale Arbeit in Hospiz und Palliative Care

Mit 6 Abbildungen und 3 Tabellen

4., aktualisierte Auflage

Unter Mitarbeit von Swantje Goebel

Ernst Reinhardt Verlag München

Prof. Dr. med. Dr. h. c. *Johann-Christoph Student*, Deutsches Institut für Palliative Care, Bad Krozingen
Prof. Dr. phil. *Albert Mühlum*, HospizVerein Bergstraße, Bensheim
Prof. Dr. med. *Ute Student*, Deutsches Institut für Palliative Care, Bad Krozingen

Bibliografische Information der Deutschen Nationalbibliothek

Die Deutsche Nationalbibliothek verzeichnet diese Publikation in der Deutschen Nationalbibliografie; detaillierte bibliografische Daten sind im Internet über <http://dnb.d-nb.de> abrufbar.

UTB-Band-Nr.: 2547
ISBN: 978-3-8252-5484-1 (Print)
ISBN: 978-3-8385-5484-6 (PDF-E-Book)
ISBN: 978-3-8463-5484-1 (EPUB)
4., aktualisierte Auflage

Printed in EU
Einbandgestaltung: Atelier Reichert, Stuttgart
Satz: JÖRG KALIES – Satz, Layout, Grafik & Druck, Unterumbach

Ernst Reinhardt Verlag, Kemnatenstr. 46, D-80639 München
Net: www.reinhardt-verlag.de E-Mail: info@reinhardt-verlag.de

Inhaltsverzeichnis

Vorwort der Herausgeber

I Zur Buchreihe „Soziale Arbeit im Gesundheitswesen"

Gesund sein will jeder, und gleichzeitig ist Gesundheit ein gesellschaftliches Gut von hohem Rang. Erstaunlicherweise ist aber das, was der Einzelne und die Gemeinschaft dafür aufzuwenden bereit sind, erheblichen Schwankungen unterworfen. Erst im 19. Jahrhundert wurde Gesundheit zu einem öffentlichen Wert – und damit die Gesundheitssicherung zu einer öffentlichen Aufgabe. Gesundheitspflege und -fürsorge differenzierten sich dann im 20. Jahrhundert zu einer *Sozialen Arbeit im Gesundheitswesen*, die als präventive, kurative, rehabilitative, begleitende und nachsorgende „Gesundheitsarbeit" wachsende Bedeutung erlangte. Im Kontext von Armut und Krankheit, Behinderung und sozialer Benachteiligung findet sie heute in ambulanten wie stationären Diensten vielfältigen Ausdruck. Die gesundheitsförderlichen Funktionen und Tätigkeitsbereiche zu präzisieren und ihre sozialarbeiterische Qualität zu steigern, sind – gestützt auf die gesundheitspolitische Agenda der Vereinten Nationen – dringliche Anliegen der Profession und Disziplin Sozialer Arbeit. In dieser Reihe bieten ausgewiesene Fachleute eine Grundorientierung in den wichtigsten Gesundheitsfeldern an und tragen damit zur weiteren Professionalisierung bei.

II Zum 4. Band: Soziale Arbeit in Hospiz und Palliative Care

Dieser Band scheint auf den ersten Blick nicht in die Reihe zu passen. Wer würde schon Sterben und Gesundheit gedanklich miteinander verbinden? Andererseits wird die Soziale Arbeit mit dem Thema konfrontiert, weil 80–90 % der Menschen in Einrichtungen des Gesundheitswesens sterben (Dasch et al. 2015). Aber auch dies ist ein eher vordergründiges Argument. Bei genauerer Betrachtung wird der Umgang mit Sterben, Trauer und Tod zu einem Schlüsselthema, an dem sich der Selbstanspruch einer humanen und sozialen Gesellschaft entscheidet. Das beginnt damit, dass die meisten Menschen nicht in einer Institution, sondern zu Hause sterben möchten und vor allem, dass sie auf diesem schweren Weg nicht allein gelassen sein wollen. Ausgrenzung und Verdrängung sind deshalb keine Lösung, zumal jeder von uns eines Tages der „Hauptbetroffene" sein wird, beim eigenen Sterben und beim Verlust eines geliebten Menschen.

Sterbende und Trauernde bilden zwar keine klassische Randgruppe, sie sind aber doch ins Abseits gedrängt, verdrängt und vernachlässigt und schon deshalb eine Aufgabe für die Soziale Arbeit. Ihre wichtigste Verbündete ist die Hospizbewegung, die seit Jahren darum kämpft, das Sterben in den Alltag zurückzuholen und in Würde zu ermöglichen: mit lindernder Pflege, Schmerztherapie, mitmenschlicher Zuwendung und Begleitung bis zum natürlichen Ende. Sterben als Teil des Lebens zu begreifen heißt, trotz limitierender Faktoren das Wohlbefinden zu fördern. Damit wird alle recht verstandene Hospizarbeit zur Gesundheitsförderung und die „Soziale Arbeit in Hospiz und Palliative Care" zu einem eigenständigen Feld des Gesundheitswesens.

Vorwort zur 4. Auflage

Die Hospizbewegung ist eine Erfolgsgeschichte, kein Zweifel, und sie scheint ungebrochen zu sein. Nach der Pionierphase der 1990er Jahre, dem Wachstumsschub der 2000er und der Konsolidierungsphase der 2010er Jahre steht nun, am Beginn der 4. Dekade, dennoch die Frage nach der optimalen Weiterentwicklung im Raum. Prominente Fachvertreter sprechen von einer *Richtungsentscheidung* im Spannungsfeld von Professionalität und Ehrenamtlichkeit – wohl wissend, dass beide unverzichtbar sind, aber neue Formen, neue Akzente und vor allem kreative Lösungen gesucht werden.

Der Sozialen Arbeit ist diese Spannung nur zu vertraut. Daher sollte sie in diesem Kontext nicht nur zur Stärkung der Alltagskompetenz, sondern zur Profilierung des Ehrenamtes und zur Inkulturation der Hospizidee in professionellen Settings beitragen. Dank ihrer Sozialraumorientierung und Kompetenz in Gemeinwesenarbeit könnte sie schließlich auch einer lokalen Sorgekultur den Weg bereiten, die unsere Gesellschaft so dringend braucht. Dabei bleibt immer das Ziel, wie es schon im Vorwort zur 3. Auflage heißt, Bürgerinnen und Bürger zu ermutigen und zu befähigen, Sterben und Trauer als wichtigen Teil des Lebens zu begreifen und auszuharren, wenn Betroffene mitmenschliche Zuwendung brauchen – durchaus im Bewusstsein, selbst einmal der oder die Hauptbetroffene zu sein.

Albert Mühlum und Hans-Günther Homfeldt
Bensheim und Bremen, im Februar 2020

1 Selbstverständnis und professionsbezogene Verortung Sozialer Arbeit

Ich bin, ich weiß nicht wer
ich komme, ich weiß nicht woher
ich gehe, ich weiß nicht wohin
mich wundert, dass ich so fröhlich bin.
(Angelus Silesius 1624–1677 alias Johann Scheffler)

Auch wenn z. B. Palliativstationen und Hospize zweifellos zum Gesundheitswesen zählen, werden Sterben und Tod kaum mit Gesundheit assoziiert. Die Rolle der Sozialarbeit ist insofern klärungsbedürftiger als dies in „klassischen" Gesundheitsfeldern der Fall ist. Einen ersten Hinweis gibt das Gesundheitsverständnis der Gesundheitswissenschaften (Franzkowiak et al. 2011), das von der Sozialen Arbeit aus gutem Grund übernommen wurde: Gesundheit als Lebensdimension relativen Wohlbefindens, die in allen Phasen und Stadien des menschlichen Lebens bedeutsam ist. Da die hospizliche Sozialarbeit das Wohlergehen der schwerstkranken und sterbenden Menschen ins Zentrum rückt, kann sie durchaus als spezifische Form der Gesundheitsarbeit gelten. Ihre professionsbezogene Verortung muss sich – auf der Basis des beruflichen Selbstverständnisses – sowohl mit den gesellschaftlichen Rahmenbedingungen als auch mit der subjektiven Bedeutung von Sterben, Tod und Trauer auseinander setzen. Nur auf dieser Grundlage kann ihr Beitrag angesichts der besonderen Herausforderung in der Hospizarbeit gelingen.

1.1 Neue Auseinandersetzungen mit Sterben, Tod und Trauer

Sterben, Tod und Trauer sind gesellschaftlich verdrängte, peinlich gemiedene Phänomene – diese Gesellschaftsdiagnose galt bis Ende des letzten Jahrtausends als gesetzt. Inzwischen ist sie zu relativieren, sind doch vielfältige neue Formen der Sichtbarkeit und des Umgangs mit unserer Endlichkeit wahrnehmbar: Neue Bestattungsformen, wie z. B. Friedwälder, bunte Erinnerungsrituale, wie z. B. der Brauch, den Sarg von Kindern bemalen zu lassen oder blumengeschmückte Holzkreuze am Straßenrand, vielgestaltige Ausdrucksformen gelebter Trauer in den neuen

Netzwerken, wie z. B. Gedenkseiten bzw. virtuelle Friedhöfe, mediale Berichterstattungen, wie z. B. die ARD-Themenwoche „Leben mit dem Tod", themenbezogene Arbeiten in der bildenden Kunst, der Literatur, in Filmen und TV-Serien, leidenschaftlich geführte, öffentliche Debatten über heutige Sterbebedingungen, wie z. B. zu Organspende oder aktiver Sterbehilfe – dies alles zeugt beispielhaft vom wachsenden Interesse am Tod, vor allem auch am Sterben und an heutigen Sterbebedingungen.

Und dieses wachsende Interesse verwundert nicht, schließlich fordert die demografische Entwicklung eine gesellschaftliche Beschäftigung mit den Themen Alter, Krankheit, Sterben. Am Ende der längeren Lebenszeit stehen krankheitsbedingt lange Sterbeprozesse. Krebs, bisher zweithäufigste Todesursache in reichen Ländern, rückt – zumindest in der Gruppe der 35- bis 70-Jährigen – inzwischen an die erste Stelle, wie das Fachmagazin The Lancet kürzlich berichtete (Dagenais et al. 2019). Damit verbunden sind nicht nur Herausforderungen für das Gesundheitswesen, sondern auch ethische Fragen, die nur gemeinschaftlich zu beantworten sind. Der Hospizbewegung kommt hierbei eine zentrale Rolle zu. Mit Hospizarbeit bzw. Palliative Care ist eine neue Fürsorgekultur für Schwerstkranke, Sterbende und ihre Zugehörigen entstanden. Ihre Zielsetzung: Schwerstkranke bzw. Sterbende sowie die ihnen zugehörigen Menschen „auf diesem letzten Weg fürsorglich zu begleiten, körperliche Beschwerden und Symptome zu lindern und in medizinischer, psychologischer und sozialer Hinsicht unterstützend zur Seite zu stehen – das alles in der Absicht, dem Betroffenen bis zuletzt eine gute Lebensqualität zu erhalten und seine Autonomie und Menschenwürde zu wahren." (Bausewein 2015, 12f.)

Damit einher geht der Anspruch bzw. das Bestreben, gesellschaftliche Beschäftigungen und Veränderungen im Umgang mit dieser Thematik zu befördern und zu prägen, wie ein historischer Rückblick deutlich macht (Kapitel 8). Die Akteure der Hospizbewegung gestalten den Wandel hin zu einer „neuen Sichtbarkeit des Todes" (Macho/Marek 2007) also zu einem erheblichen Teil mit. An ihnen macht sich auch bemerkbar, dass das neue, wachsende Interesse an den Themen Tod, Sterben und Trauer auch eine ganz persönliche, freiwillige Beschäftigung mit dem eigenen Lebensende bedeuten kann (Kapitel 3.4).

Für die akut Betroffenen – die Schwerstkranken wie ihre Zugehörigen – bleibt das Sterbenmüssen eine individuell zu bewältigende, existenzielle Grenzsituation, in der sie ganz besondere Unterstützung brauchen. Denn trotz vielfältiger gesellschaftlicher Todessichtbarkeit bleibt die Tatsache bestehen, dass Sterben bzw. der Tod heute mehr als zuvor als privates Ereignis zu handhaben ist. An die Sterbenden – und vielleicht mehr noch an begleitende Familienangehörige und Trauernde – sind durch diese Privatisierung des Todes normative Erwartungen geknüpft, welche die individuelle Situation enorm erschweren können. Der Aufgabe, Betroffene in dieser Lebenslage zu unterstützen, widmet sich die Hospizbewegung seit Mitte der 1970er Jahre, und die berufliche Soziale Arbeit übernimmt hierbei spezifische Aufgabenbereiche (Mühlum 2011; Wasner/Pankofer 2020).

1.2 Hospizarbeit: Sterben als Teil des Lebens

Mehr als der Gedanke an den Tod scheint den modernen Menschen die Angst vor dem Sterben zu bedrängen. Selbst wer den Tod im metaphysischen Sinne als Tor zum wahren Leben begreift, fürchtet das Sterben als schmerzvollen Abschied, als existenzielle Ungewissheit und schmerzlichen Durchgang ebenso wie der weltlich orientierte Mensch, für den mit dem Tod der „Kreislauf der Natur" oder die „Umwandlung der Materie" ihren Lauf nimmt. Angst erzeugt auch die eng an heutige Todesursachen geknüpfte Vorstellung von einem krankheitsbedingt geräteverlängerten und pflegebedürftigen, als unmündig und unwürdig empfundenen Sterbeprozess, die zeigt, wie gesellschaftliche, ethische und medizinische Rahmenbedingungen die individuelle Sterbesituation mitgestalten. Das Sterben bleibt eine höchst persönliche Grenzsituation und gleichzeitig ein sozialer Moment, der Raum, Zeit und sensible Begegnung braucht. Es ist kein Zufall, dass der Beginn des neuzeitlichen Hospizgedankens mit der Erforschung und einem tieferen Verständnis des Sterbens zusammenfällt, was vor allem Elisabeth Kübler-Ross (1971) zu verdanken ist.

Zweifellos kann die letzte Wegstrecke bis zum Tode eine große Last, aber auch eine Erfüllung sein. Jedenfalls gehört sie zur Fülle des menschlichen Lebens. Wie im gesamten Leben ist die empfundene Lebensqualität auch in dieser Phase von den jeweiligen Umständen, nicht zuletzt von der körperlichen, seelischen und sozialen Situation, aber auch von der Einstellung der Person und ihres Umfelds abhängig. Diese aber sind – in Grenzen – positiv beeinflussbar. Davon ist jedenfalls die Hospizbewegung überzeugt. Und weil in der modernen Gesellschaft für Sterben und Sterbende, für Trauer und Trauernde kaum noch Raum war, entwickelte sie seit den 1960er Jahren in England, seit den 1970er Jahren weltweit und seit den 1980er Jahren auch in Deutschland Initiativen, die zu einem anderen Umgang mit Tod und Sterben ermutigen (Kapitel 8).

Dass dies gelungen ist, zeigt ihre Erfolgsgeschichte: Einst als Bürgerbewegung entstanden, sind Hospizarbeit und die zugehörige medizinische Fachrichtung Palliativmedizin inzwischen feste, etablierte Säulen im Gesundheitswesen. Längst hat sich hospizliche Fürsorge ausdifferenziert in verschiedene, ambulant und stationär organisierte Versorgungsstrukturen, die in allgemeine und spezialisierte Hospiz- und Palliativversorgung unterteilt werden können (Kapitel 5).

Hospizarbeit professionalisiert sich zunehmend. Die Profile involvierter Berufsgruppen sind klar formuliert und die bildungsbezogenen Voraussetzungen geregelt. Zwar gibt es in Deutschland noch keinen Facharzt für Palliativmedizin, aber eine anerkannte Zusatzqualifikation für Ärztinnen und Ärzte sowie Basis-Curricula für die Weiterbildungen für Pflegende, für psychosoziale und andere Berufsgruppen, die Voraussetzung sind, um in einer Hospizeinrichtung tätig zu werden. Es werden also Standards gesetzt, und der Qualitätssicherung kommt innerhalb der Hospizbewegung wachsende Bedeutung zu.

Auch ist mit den gesetzlichen Regelungen (§ 39a SGB V, § 18 SGB IV) inzwischen festgeschrieben, dass Krankenversicherungen zur Mitfinanzierung verpflichtet sind (Kapitel 2.3.2). Und obgleich noch keine flächendeckende Versorgung erreicht ist, wächst die Zahl der Einrichtungen und Dienste beständig. Hospizarbeit und Palliative Care sind also etabliert.

Der *Kern des Hospizgedankens* ist es, das Sterben als natürliche Gegebenheit in das Leben einzubeziehen und in den Alltag zu integrieren. Dahinter steht eine Überzeugung vom Sinn und der Würde des menschlichen Lebens bis zuletzt, also auch im Sterben, das als „Brücke in eine andere Welt“ gedeutet werden kann. Das *Ziel der Hospizarbeit* ist es, unheilbar kranke und sterbende Menschen darin zu unterstützen, „die verbleibende Lebenszeit so beschwerdearm wie möglich und entsprechend ihrer individuellen Wünsche und Fähigkeiten inhaltsvoll und sinnerfüllt gestalten zu können“ (Müller 2007, 477). Dies sollte, wann immer möglich, im häuslichen Umfeld, wenn nötig aber auch in besonders dafür geeigneten Räumen und Einrichtungen geschehen.

Die „eigentliche“ Hospiztätigkeit ist daher die ambulante *Lebenshilfe und Sterbebegleitung* in der letzten Lebensphase und die Unterstützung der Angehörigen zu Hause. Nur wenn das nicht zu ermöglichen ist, z. B. weil Angehörige fehlen oder überfordert sind oder weil es der

Wunsch der Patienten ist, die letzten Tage an einem Ort zu verbringen, an dem sie sich gut aufgehoben wissen, und sicher sein können, dass ihr Sterben weder künstlich verlängert, noch ihr Leben aktiv verkürzt wird, ist das stationäre Hospiz vorgesehen.

Hospizarbeit hatte in ihren Anfängen viel Überzeugungsarbeit zu leisten. Es galt, Widerstände abzubauen und vorurteilsbehaftete Vorstellungen von einer Ghettoisierung Sterbender in „Sterbekliniken“ aufzubrechen. Es brauchte einige Zeit, bis es als Angebot einer Stätte behüteten und friedvollen Abschiednehmens in der Öffentlichkeit wahrgenommen und gewürdigt wurde (Seitz / Seitz 2002). Mittlerweile ist die Hospizbewegung im öffentlichen Bewusstsein akzeptiert, mehr sogar: Hospizarbeit wird besonders positiv wahrgenommen. Das zeigt die mediale Berichterstattung, in der hospizlich begleitetes Sterben oft als *gutes Sterben* bezeichnet wird. Entsprechend positiv wird Hospizarbeit kommuniziert: In einer Bevölkerungsbefragung gaben 89 % der Befragten an, vom Begriff Hospiz gehört zu haben, 66 % können den Begriff richtig einordnen (DHPV 2012), und laut einer weiteren repräsentativen Umfrage bevorzugt jeder Dritte in Deutschland (27 %), in einem Hospiz zu versterben (ZQP 2013). Dabei sollte jedoch nicht übersehen werden, dass die *Hospizidee* und hospizliches Handeln keineswegs an das stationäre Hospiz oder eine Palliativstation, also ein Haus oder eine Institution, gebunden sind. Im Gegenteil, die Hospizbewegung will nach Möglichkeit die Institutionalisierung vermeiden, sie begreift sich viel mehr als Idee und Konzeption im Hinblick auf den angemessenen Umgang mit Sterben, Tod und Trauer: „Hospiz ist Haltung“ (Bödiker et al. 2012). Die *hospizliche Grundhaltung* drückt sich z. B. im Respekt vor der Würde und Selbstbestimmung des schwer kranken und sterbenden Menschen aus, nimmt seine Anliegen in dieser wichtigen Lebensphase ernst, behält eine ganzheitliche Sicht des Menschen auch im Sterbeprozess bei, lässt den Sterbenden nicht allein, unterstützt Angehörige und Freunde, von denen der Sterbende Nähe und Geborgenheit erwartet, und versucht, nicht Hilfe zum Sterben, sondern Hilfe zum Leben auch während des Sterbens zu geben.

Diese Grundhaltung brachte Cicely Saunders, die Gründerin der modernen Hospizbewegung, gegenüber ihren Patienten in dem Dokumentarfilm „Noch 16 Tage …“ von R. Iblacker und S. Braun im Jahr 1971 mit dem Satz zum Ausdruck: „Sie sind wichtig, weil Sie eben sind. Sie sind bis zum letzten Augenblick ihres Lebens wichtig, und wir werden alles tun, damit Sie nicht nur in Frieden sterben, sondern auch bis zuletzt leben können.“ Eine solche Rehumanisierung und Resolidarisierung des Sterbens, die für den Einzelnen und für die Gesellschaft von fundamentaler Bedeutung ist, setzt allerdings nicht nur eine grundsätzliche, individuelle wie gesellschaftliche Akzeptanz des Todes als natürliche Folge des Lebens voraus, sondern braucht auch fachliche, ethische und materielle Grundlagen (Student / Napiwotzky 2011; Hayek / Schneider 2019).

1.3 Selbstverständnis und Auftrag beruflicher Sozialarbeit

Sozialarbeit wurde und wird oft mit dem Begriff *Hilfe* umschrieben. „Gesellschaftlich organisierte Hilfe", „psychosoziale Hilfe", „Befähigungshilfe" sind Beispiele für prominente Begriffsbestimmungsversuche, die im Hinblick auf hospizliche Tätigkeiten durchaus brauchbar sind. Allerdings ist die Profession dem Hilfekonzept gegenüber kritisch eingestellt, da es eine asymmetrische Beziehung und die Abhängigkeit anstelle der Autonomie des Klienten betont. Die Herausbildung helfender Berufe, die alle mit Pflege verwandt sind (ahd. pflegan = sorgen für), beruht stets darauf, dass ein *Problem* identifiziert und im Interesse der Beteiligten oder des Ganzen systematisch bearbeitet wird, und zwar in der Regel dann, wenn die *Ressourcen und Motive* für eine mitmenschliche Hilfe von Angehörigen, Freunden, Nachbarn nicht mehr ausreichen. Allgemein formuliert bedeutet das, dass sich Formen öffentlicher Regelung und beruflicher Organisation dann durchsetzen, wenn wichtige Anliegen nicht mehr „privat", also z. B. intrafamilial oder karitativ, aufgefangen und reguliert werden können. Wie sich die Formen des Helfens mit gesellschaftlichen Bedingungen wandeln, veranschaulicht Niklas Luhmann (1975) in einem dreistufigen Schema:

(a) Archaische Gesellschaften kennen nur die reziproke persönliche Hilfe (Grundsatz des „do ut des", d. h. Hilfs- und Dankeserwartungen sind sozialstrukturell integriert, z. B. durch Rituale).
(b) Hochkulturen entwickeln eine moralisch generalisierte Hilfe (Grundsatz der religiösen Verpflichtung, d. h. die Erwartungsstruktur wird motivational gestützt, z. B. durch Tugendlehren).
(c) Moderne Gesellschaften produzieren gesetzlich definierte Hilfen (Grundsatz der sozialstaatlichen Garantie, d. h. Sicherungssysteme, die auf Helfen spezialisiert sind, dominieren, z. B. professionelle Dienste).

Wegen der Komplizierung des individuellen und sozialen Lebens ist *verlässliches (Berufs-)Wissen* nötig, das nach Systematisierung, Theoriebildung und Forschung verlangt, d. h. Profession und Disziplin bedingen einander (Staub-Bernasconi 2018; Engelke et al. 2018). Wirkungsforschung und Evidenzbasierung gewinnen dabei zunehmend an Bedeutung (Borrmann/Thiessen 2016).

In der sich ausdifferenzierenden Postmoderne wird das Gelingen individueller Lebensentwürfe schwieriger, und schwieriger wird auch die gesellschaftliche Integration zentrifugaler Kräfte der Vereinzelung und Pluralisierung sowie der damit erforderliche Interessenausgleich. Während in historischer Perspektive Sozialarbeit ein funktionales Äquivalent für schwindende familiale Versorgungsleistungen mit einer Affinität zum sozialen Sicherungssystem, Sozialpädagogik dagegen funktionales Äquivalent für schwindende Erziehungsleistungen mit einer Affinität zum Bildungssystem war, ist der gesellschaftliche Auftrag der sozialen Arbeit heute unspezifischer, aber nicht weniger dringlich: Wann immer die Lebensführung von Menschen und Gruppen insgesamt zu misslingen droht, ist Soziale Arbeit gefragt. Bei einzelnen beeinträchtigenden Faktoren treten in der Regel Spezialisten auf den Plan, wenn aber ganze Faktorenbündel, psychosoziale Probleme, schicksalhafte Konstellationen zu bewältigen sind, wird Sozialarbeit benötigt. Im Unterschied zu den *Experten für das Spezielle* kann sie als *Expertin für das Allgemeine*, also generalistisch verstanden werden, die versucht, der Segmentierung und Parzellierung des Lebens entgegenzuwirken.

Der gesellschaftliche Ort der Sozialen Arbeit kann unter Bezug auf die *Daseinsgrundfunktionen* – Arbeit, Bildung, Wohnen, Versorgung, Kommunikation, Verkehr, Freizeit – und auf die *gesellschaftlichen Funktionsbereiche* – Sicherungssystem (Sozialpolitik), Bildungssystem (Bildungspolitik), Gesundheitssystem (Gesundheitspolitik) und Sanktionssystem (Rechtspolitik) – bestimmt werden. Sie ist ein intermediäres Aufgabenfeld an der Schnittfläche der genannten Bereiche, die sich z. B. in den Handlungsfeldern Sozial- und Altenhilfe, Gesundheitshilfe und Rehabilitation, Jugend- und Familienhilfe, Straffälligenhilfe und Resozialisation ausdrücken. Da die Soziale Arbeit dabei Teilfunktionen aus allen Gebieten übernimmt, kann von einer *Querschnittsaufgabe* gesprochen werden. Sie muss sich allen diesen Dimensionen stellen und dabei die Doppelstruktur von Person und Gesellschaft, von Individualnatur und Sozialnatur des Menschen berücksichtigen, also Einfluss auf das (Sozial-)Verhalten *und* die (Sozial-)Verhältnisse nehmen. Daraus folgen Ambivalenzen: Hilfe *und* Kontrolle, individuelle *und* gesellschaftliche Orientierung, Integration *und* Segregation (P. Wendt 2018).

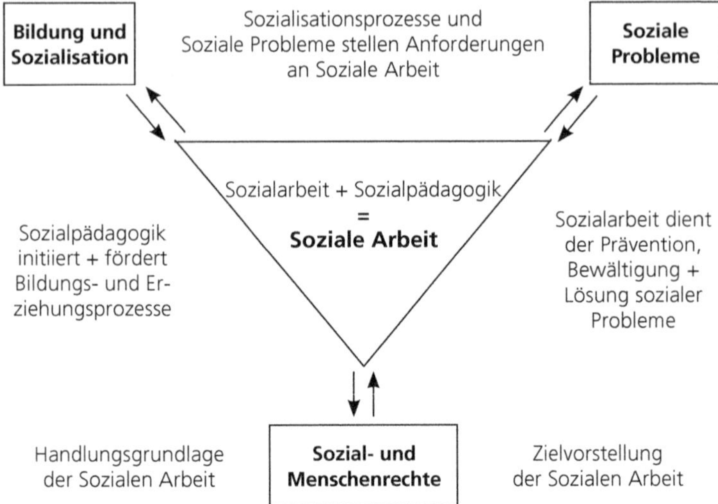

Abb. 1: Sozialarbeit + Sozialpädagogik = Soziale Arbeit

Ihre *Arbeitsfelder* und Zielgruppen sind in den einschlägigen Handbüchern aufgelistet (Fachlexikon der Sozialen Arbeit 2017; Handbuch Soziale Arbeit 2018; Encyclopedia of Social Work 2008/online 2016). Da sie fast immer im Kontext von Armut, Benachteiligung, Gefährdung, Ausgrenzung, Marginalisierung, Abweichung, Überforderung stehen, bieten sich die Begriffe „soziale Probleme und Problembewältigung" an. Soziale Arbeit unterstützt also Menschen bei der Problembewältigung im Alltag – seien es individuelle Beeinträchtigungen, situative Anforderungen oder strukturelle Benachteiligungen. Jeder „Hilfe" geht so eine Problembestimmung voraus. Um die soziologische Engführung im Verständnis „sozialer Probleme" zu vermeiden, wird folgende Definition präzisiert: „Gegenstand der Sozialen Arbeit ist die Bearbeitung von gesellschaftlich und professionell als relevant angesehenen Problemlagen" (Klüsche 2007, 18).

Soziale Arbeit wird im Folgenden durchgängig als Oberbegriff für berufliche Sozialarbeit und Sozialpädagogik verstanden (Mühlum 2001). Sie befasst sich vorrangig mit Personen und sozialen Systemen in schwierigen Situationen und prekären Lebenslagen bei unterschiedlichen Formen und Ursachen drohenden Misslingens. Der enormen

Ausweitung (quantitativ) und Anforderung (qualitativ) versucht sie mit unterschiedlichen Berufs- und Ausbildungsstrategien zu begegnen, zumal die Probleme in der Postmoderne an Komplexität und psychosozialen Verwicklungen zunehmen. Die Berufsidentität ist allerdings diffus und fragil, wobei ein eher kritisches Selbstbild und eine verbreitete Larmoyanz einem erstaunlich positiven Fremdbild gegenüberstehen. Das Selbstverständnis Sozialer Arbeit kann am ehesten in Bezug auf ihre wichtigsten Repräsentanten skizziert werden:

- Für die Profession sind dies vor allem der Deutsche Berufsverband für Soziale Arbeit (DBSH) und mehrere Fachverbände;
- für die Disziplin die Deutsche Gesellschaft für Soziale Arbeit (DGSA);
- für die Ausbildung der Fachbereichstag Soziale Arbeit und
- für die Anstellungsträger der Deutsche Verein für öffentliche und private Fürsorge (DV).

Wegen der wachsenden Internationalisierung der Probleme *und* auch der Lösungsversuche werden daneben supranationale Positionen immer wichtiger. Die Definition der *International Federation of Social Workers (IFSW)* und der *International Association of Schools of Social Work (IASSW*) von 2014 lautet:

„**Soziale Arbeit** ist eine praxisorientierte Profession und eine wissenschaftliche Disziplin, dessen bzw. deren Ziel die Förderung des sozialen Wandels, der sozialen Entwicklung und des sozialen Zusammenhalts sowie die Stärkung und Befreiung der Menschen ist. Die Prinzipien der sozialen Gerechtigkeit, die Menschenrechte, gemeinsame Verantwortung und die Achtung der Vielfalt bilden die Grundlagen der Sozialen Arbeit. Gestützt auf Theorien zur Sozialen Arbeit, auf Sozialwissenschaften, Geisteswissenschaften und indigenem Wissen, werden bei der Sozialen Arbeit Menschen und Strukturen eingebunden, um existenzielle Herausforderungen zu bewältigen und das Wohlergehen zu verbessern" (DBSH 2019).

Fazit: Als professionelle Humandienstleistung soll die Soziale Arbeit die Eigenkräfte der Beteiligten im Sinne einer Hilfe zur Selbsthilfe stärken, die Problembewältigung verbessern und soziale Exklusion verhindern bzw. Inklusion fördern. Dabei muss sie stets die Doppelstruktur von Person und Gesellschaft, von Individualnatur und Sozialnatur des Menschen berücksichtigen. Dieser Doppelfokus wird im

Begriff *psychosozial* abgebildet. Grundsätzlich sollen die Beziehungen (Transaktionen) zwischen Menschen und ihrer Umwelt verbessert und die Beteiligten befähigt werden, ihr volles Potenzial zu entwickeln und ein erfüllteres und befriedigenderes Leben zu gewinnen – Zielperspektiven, die dem Hospizgedanken sehr nahe kommen. Insgesamt sei auf das „Kerncurriculum Soziale Arbeit" vom 29.04.2016 verwiesen (http://www.dgsainfo.de).

1.4 Soziale Arbeit im Hospizbereich

Ausgehend vom beruflichen Auftrag der Sozialen Arbeit, Menschen in sozialen Problemlagen bei der gesellschaftlichen Integration und Partizipation zu unterstützen, Ressourcen zu stärken, Selbstbestimmung zu fördern und soziale Härten zu vermeiden, präzisiert die Sektion Soziale Arbeit der DGP (2012): „Im palliativen Arbeitsfeld ergeben sich dabei folgende Schwerpunkte:

- Unterstützung bei der Auseinandersetzung mit Krankheit, Sterben und Tod sowie die Integration dieser Prozesse in die Behandlungsplanung.
- Förderung von gesellschaftlicher Teilhabe und sozialer Gerechtigkeit.
- Minimierung der Gefahr von Isolierung, Ausgrenzung und Stigmatisierung.
- Achtung vor dem besonderen Wert und der Würde aller Menschen und Unterstützung bei der Wahrnehmung der Rechte, die sich daraus ergeben.
- Entwicklung und Förderung von Solidarität, mitmenschlichem Beistand und Entlastung durch ehrenamtliche Begleitung." (DGP 2012, 2).

Auftrag und Selbstverständnis der Sozialen Arbeit scheinen auf die Bedürfnisse sterbender und trauernder Menschen und ihre besondere Lebenslage ausgerichtet, ja geradezu zugeschnitten zu sein. Tatsächlich spielten Sozialarbeiterinnen bei der Entstehung und Entwicklung der Hospizbewegung eine wichtige Rolle (Kapitel 6). Angesichts der Passgenauigkeit von Problemsituation und sozialpädagogischem Auftrag ist allerdings die schwache Beteiligung der Sozialen Arbeit im *deutschen* Hospizbereich mehr als erstaunlich. Von Ausnahmen abgesehen, wird diese Aufgabe hierzulande noch nicht angemessen als Thema der Ausbildung und der Berufspraxis wahrgenommen, obschon das NRW-Qualitätskonzept (2016) verlangt, dass in allen Versorgungsbereichen, ambulant wie stationär, zumindest eine halbe Stelle für Soziale Arbeit zur Verfügung steht (Mindeststandard).

Zweifellos sind die im ersten Kapitel skizzierten Schwierigkeiten im Umgang mit Sterben, Trauer und Tod in fast all ihren Aspekten „sozialarbeitsrelevant“, z. B.

- die Erfahrung, allein gelassen und ausgegrenzt zu werden,
- die seelische Belastung in einer Grenzsituation,
- die existenzielle (Sinn-)Krise,
- die Verlusterfahrung (Person, Beziehung, Lebensperspektive),
- das Zerbrechen vermeintlicher Sicherheiten und
- das gesellschaftliche Tabu.

Auch wenn der Begriff „Randgruppe“, der viele Adressaten der Sozialen Arbeit kennzeichnet, streng genommen hier nicht zutrifft, handelt es sich doch auch um Prozesse der Marginalisierung, allerdings weniger in sozioökonomischer, sondern in psychosozialer, familiärer und soziokultureller Hinsicht. Es gibt daher gute Gründe, die berufliche Kompetenz Sozialer Arbeit dafür einzusetzen, die betroffenen Personen zu begleiten und zu unterstützen, damit sie die letzte und schwierigste Phase ihres Lebens in Würde und relativem Wohlbefinden (er-)leben können. Aus nahe liegenden Gründen ist das nur unter weitestgehender Einbeziehung der Angehörigen und des sozialen Umfeldes möglich und – wie noch zu zeigen ist – von freiwilligen Helfern, die in der Sterbebegleitung eine besondere Rolle übernehmen (Kapitel 3.4). Diese Einschätzung wird durch die *Theorien der Sozialen Arbeit* gestützt, von denen sich folgende für die hospizliche Sozialarbeit direkt anbieten:

- „Grundbedürfnisse befriedigen“ (Ilse von Arlt);
- „gelingenderen Alltag ermöglichen“ (Hans Thiersch);
- „Subjektivität rekonstruieren“ (Michael Winkler);
- „ökosozial denken und handeln“ (Wolf Rainer Wendt);
- „gerecht austauschen“ (Silvia Staub-Bernasconi).

Theoretisch fundierte Ansätze, die für den Hospizbereich nützlich sein können, sind z. B.:

- Exklusionsvermeidung/Inklusionsförderung als Grundfunktion (Bommes/Scherr 2000);
- Empowerment als Leitperspektive (Herriger 2006);

- Lebensbewältigung und Sozialintegration als biografische Aufgabe (Böhnisch 2018);
- Lebensübergänge als Problemzonen im Life-Model (Germain/Gitterman 2008);
- Gesundheitsförderung als Konzept der Salutogenese (Antonovsky 1997; Franzkowiak et al. 2011);
- Bearbeitung von Ausstattungs-, Austausch- und Machtproblemen (Staub-Bernasconi 2018);
- Lebensführung als Arbeit (Feth 2003).

Die inhaltliche Bedeutung solcher Konzepte kann am Beispiel des Lebensführungs- und Biografieansatzes gezeigt werden. Beide gehen davon aus, dass die Menschen in ihrem *Alltag* erreicht werden. Dieser Alltag wird durch Strukturen der Gesellschaft ebenso mitbestimmt, wie durch situative Faktoren und die Individualität der Person. „Das Lebensführungskonzept verweist explizit auf die Rahmenbedingungen der alltäglichen Lebensführung, die überfordern, einschränken, ausgrenzen, sowie Not und Leid auslösen können, so dass die Fähigkeit zu einer autonomen Lebensführung bedroht ist." (Feth 2003, 225). Im Unterschied zur Sozialpolitik zielt die Soziale Arbeit nicht direkt auf sozialstrukturelle Probleme (Lebenslage), sondern auf konkrete lebenspraktische Umstände (Lebenssituation), die es zu beeinflussen gilt. Die biografisch-gesellschaftliche Verankerung der menschlichen Existenz führt zu der doppelten Aufgabe,

(a) aus Sicht des Individuums: das Leben in seinen unterschiedlichen Anforderungen und Phasen zu bewältigen,
(b) aus Sicht der Gesellschaft: die soziale Teilhabe und Integration zu erhalten und zu fördern.

Bei Gefährdung eines dieser Anliegen ist die Soziale Arbeit ein wichtiges gesellschaftliches Angebot der Hilfe und Unterstützung. Dazu werden vier *psychosoziale Dimensionen* im Spannungsbogen von Lebensbewältigung und Sozialintegration herausgearbeitet, die auch für die Hospizarbeit von Bedeutung sind:

1 Die Erfahrung des Selbstwertverlusts und die Suche nach Wiedergewinnung des Selbstwerts …
2 Die Erfahrung der sozialen Orientierungslosigkeit, des Sich-nicht-mehr-zurechtfinden-könnens und die entsprechende Suche nach unbedingter Orientierung …

3 Die Erfahrung des fehlenden sozialen Rückhalts angesichts einer personal nicht mehr überschaubaren biografischen Risikosituation und die entsprechende Suche nach Halt und Unterstützung …
4 Die Sehnsucht nach Normalisierung, nach der Möglichkeit, aus dem Stress der Handlungsunfähigkeit und Desintegration herauszukommen und eine Balance von Handlungsfähigkeit und Integration zu erreichen (Böhnisch 2018, 24 f.).

Die Anwendbarkeit dieser Dimensionen auf Sterben und Trauer ist offenkundig, so dass die bisherige Distanz der Sozialen Arbeit zu diesen Lebenssituationen einmal mehr überrascht. Denn wenn sie zum „gelingenderen Leben“ (Hans Thiersch, Wolf Rainer Wendt) beitragen will, gehört ein gutes oder „gelingendes“ Sterben dazu. Diese Feststellung kann auch als Aufforderung an die Profession und die Disziplin gelesen werden, sich stärker mit den Grenzsituationen des Lebens zu befassen (Mühlum 2007; 2016).

Schließlich ist daran zu erinnern, dass Sterben und Trauer kein „Privileg“ des Alters sind, sondern Menschen jedes Lebensalters betreffen. Daher ist die Verknüpfung von Lebensführungs- und Lebenslaufkonzept anzustreben. In Verbindung mit der Erforschung kritischer Lebensereignisse (Life-event-Forschung) und ihrer Bewältigung (Bewältigungsforschung) (Filipp 1990) könnte die theoretische Fundierung hospizlicher Sozialarbeit weiter an Profil gewinnen. Die Untersuchung einschneidender Veränderungen, biografischer Brüche, verstörender Erlebnisse, denen sich diese Forschung widmet, stößt immer wieder auf *Verlusterfahrungen*, die die Betroffenen überfordern die aber mit externer Hilfe verarbeitet werden können. Sofern sich die berufliche Soziale Arbeit dieser Aufgabe konsequent widmet, kann auch von *Sozialarbeit als Verlustarbeit* gesprochen werden.

Ohne die fachliche Ausdifferenzierung hier weiter zu verfolgen (Kapitel 6), sei noch die klinische Sozialarbeit erwähnt, die sich in jüngster Zeit mit Anleihen beim Clinical Social Work (CSW) auch hierzulande als *Fachsozialarbeit* etabliert (Geißler-Piltz et al. 2005; Gahleitner/Pauls 2019). Sie kann einen spezifischen Beitrag zur Bearbeitung schwerwiegender Störungen bei Sterbe- und Trauerprozessen leisten. Auf dieser Basis ist die Weiterentwicklung hospizlicher Sozialarbeit möglich und erfolgversprechend – wie nicht zuletzt der kontinuierliche Ausbau von Einrichtungen und Diensten belegt (www.wegweiser-hospiz-palliativmedizin.de, 12.12.2019).

2 Strukturbezogene Merkmale hospizlicher Sozialarbeit

Hospizarbeit und Palliative Care sind Antworten auf strukturelle – soziale, medizinische und mentale – Veränderungen im Hinblick auf die letzte Lebensphase. Sie sind funktional in dem Sinne, dass eine gesellschaftliche Grundaufgabe erfüllt wird, die in früheren Zeiten überwiegend in Primärgruppen und Nachbarschaft aufgehoben war. Die hospizliche Ausgestaltung geht von den Bedürfnissen des sterbenden Menschen aus und entwickelt Konzepte, die, der Hospizidee folgend, das Sterben als Teil des Lebens aufwerten und humanisieren. Die konkreten Aufgaben und Organisationsformen müssen sich im Gesundheitssystem bewähren und gleichzeitig abgrenzen, z. B. über persönliche Zuwendung anstelle der verbreiteten Medikalisierung. Konstitutiv ist die „Multiprofessionalität", weil unterschiedliche Berufe – einschließlich der Sozialen Arbeit – und freiwillige Mitarbeiterinnen zusammenwirken müssen, um die Aufgabe optimal zu erfüllen.

2.1 Was Sterbende brauchen – Wunsch und Wirklichkeit

Fragt man sterbende Menschen oder Menschen, die sich bereits mit ihrer Sterblichkeit auseinander gesetzt haben nach ihren Wünschen in Bezug auf das eigene Sterben, dann sind die Antworten so unterschiedlich, wie auf die Frage nach den Wünschen an das Leben (Renz 2005; Engelke 2015). Es gibt allerdings Anliegen, die immer wieder auftauchen und vorhersagbar sind. Sie lassen sich den vier Dimensionen des Lebens zuordnen: *sozial*, *körperlich*, *psychisch* und *spirituell* (Napiwotzky / Student 2007):

1 Der vordringlichste und wichtigste Wunsch sterbender Menschen lautet: „Ich möchte nicht alleine sterben." Damit ist der Wunsch gemeint, im Sterben von denen umgeben zu sein, die einem nahe stehen. Ver-

bunden ist dies oft mit der Hoffnung, in vertrauter Umgebung – am liebsten zu Hause – sterben zu dürfen.

2 Der zweithäufigste Wunsch bezieht sich auf die körperliche Dimension und lautet: „Ich möchte ohne Schmerzen sterben." Dies schließt die Hoffnung ein, ohne körperliche Belastungen, aber auch ohne Entstellungen und geistige Störungen sterben zu dürfen.

3 Die dritte Gruppe der Wünsche bezieht sich auf die psychische Dimension: „Ich möchte Dinge noch zu Ende bringen dürfen." Es ist der Wunsch, genügend Zeit und Raum zu haben, um letzte Dinge noch regeln zu können, Beziehungen zu klären und dann schließlich loslassen zu können und möglichst auch losgelassen zu werden. In der Sterbebegleitung erleben wir nicht selten, dass ein Mensch „einfach nicht sterben kann", bis dieser letzte Knoten endlich gelöst wurde.

4 Schließlich gibt es die spirituelle Dimension der Wünsche. Es ist die Hoffnung, dem Sinn des Lebens und dem Sinn des Sterbens fragend nachzugehen – und sich auch der Frage nach dem Danach stellen zu dürfen: „Ich brauche Menschen, die es aushalten, wenn ich jetzt alles infrage stelle." Dieser Wunsch richtet sich an Menschen, die das aushalten können, ohne voreilige Antworten geben zu müssen oder davon zu laufen. Daher brauchen Hospizbegleiter auch einen Sinn für Spiritualität (Heller/Heller 2018; Gratz/Roser 2016).

Es liegt nahe, dass sich all dies am ehesten daheim in der vertrauten Umgebung realisieren lässt. Tatsächlich sterben aber die meisten Menschen in Institutionen. Der französische Historiker Ariès (2005) weist darauf hin, dass die Zeit des Sterbens immer eine schwere Krise für die betroffenen Menschen war, im 20. Jahrhundert habe sich jedoch etwas Entscheidendes geändert: Diese Art von Krise sei außer Kontrolle geraten, und zwar so sehr, dass er den Umgang mit Sterben und Tod im Vergleich zu früher für „verwildert" hält. Kliniken z. B. sollen das Sterben verhindern – und zwar fast „um jeden Preis". Ein Mensch, der hier stirbt, kann deshalb als „Betriebsunfall" gelten. Er provoziert eine Situation, die es zu vermeiden gilt; wenn dies nicht mehr gelingt, muss die Sachlage verheimlicht werden – und mit ihr das Sterben an sich und der sterbende Mensch. Ein *Sterben in Würde* ist unter diesen Umständen kaum möglich.

Die Bedingungen für ein Sterben in Würde formuliert Kessler (1997, 7 f.) markant als „Rechte der Sterbenden":

„1 Das Recht, als lebender Mensch behandelt zu werden und sich ein Gefühl der Hoffnung zu bewahren, – wie subjektiv dies auch sein mag;
2 das Recht, Gedanken und Gefühle zum Thema Tod auf eigene Weise zum Ausdruck zu bringen;
3 das Recht, an allen die eigene Pflege betreffenden Entscheidungen teilzuhaben;
4 das Recht, von mitfühlenden, sensiblen und kompetenten Menschen gepflegt zu werden, die sich bemühen, die Bedürfnisse des Kranken zu verstehen;
5 das Recht, den Prozeß des Todes zu verstehen und auf alle Fragen ehrliche und vollständige Antworten zu erhalten;
6 das Recht, Trost in geistigen Dingen zu suchen;
7 das Recht, körperlich schmerzfrei zu sein;
8 das Recht, friedlich und in Würde zu sterben;
9 das Recht, nicht einsam zu sterben,
10 das Recht, daß die Unantastbarkeit des Körpers nach dem Tod respektiert wird."

Wie gefährdet diese Anliegen sind, kommt auch in Buchtiteln zum Ausdruck: „Dinge, die Sterbende am meisten bereuen" (Ware 2013), konstruktiv gewendet bei Gronemeyer/Heller (2014): „Was wir uns wünschen und was die moderne Medizin nicht leisten kann".

2.2 Hospizidee und Qualitätsmerkmale

Die Hospizidee zusammengefasst heißt:

„Nicht maximal lebensverlängernd, sondern mit Bedacht auf Lebensqualität bis zuletzt; nicht unter Missachtung von Schmerzen, sondern schmerzlindernd; nicht im Krankenhaus sondern im Hospiz oder Zuhause; nicht durch Mediziner/innen, sondern interdisziplinär; nicht technokratisch-verwaltend, sondern individuell und spirituell; nicht hierarchisch organisiert, sondern basisbewegt" (Heimerl 2008, 21).

Eine solche Rehumanisierung und Resolidarisierung des Sterbens setzt nicht nur einen Einstellungswandel voraus, sondern braucht auch fachliche, ethische, materielle und organisatorische Grundlagen, zu denen die Sozialarbeit beitragen kann. Besonders wichtig ist dabei die Qualität und Qualitätssicherung der Sozialen Arbeit (Kapitel 6).

2.2.1 Kennzeichen guter Hospizarbeit

Die Hospizidee beinhaltet weit mehr, als nur einen geeigneten Ort für ein Sterben in Würde zu finden. Das stationäre Hospiz ist daher nur eine – und keineswegs die wichtigste – Manifestation hospizlicher Arbeit (Kapitel 5). Konstitutiv sind vier Aufgaben der Hospizarbeit: psychosoziale Begleitung, spirituelle Begleitung, Trauerbegleitung sowie Palliativmedizin und -pflege. Allerdings sind nicht formale Strukturen, sondern inhaltliche Kennzeichen entscheidend. Sie gelten für alle Hospizangebote.

Erstes Kennzeichen: Der sterbende Mensch und seine Angehörigen stehen im Zentrum des Hospizdienstes. Das bedeutet, dass die Kontrolle über die Situation ganz bei den Betroffenen liegt. Dies ist ein entscheidender Unterschied zu herkömmlichen Institutionen des Gesundheitswesens, die viel eher das Handeln nach abstrakten Therapiekonzepten oder Krankheitsvorstellungen ausrichten. Nicht weniger wichtig ist jedoch, dass die Angehörigen in gleicher Weise mitbedacht werden, da sie oft mehr leiden als die sterbenden Menschen selbst. All dies zu berücksichtigen, bedeutet letztlich, dem sterbenskranken Menschen und seinen Angehörigen ihre Würde zu sichern.

Zweites Kennzeichen: Den Betroffenen steht ein multiprofessionelles Team zur Verfügung. Es besteht nicht nur aus medizinischem Personal, sondern bezieht weitere Berufsgruppen, insbesondere Sozialarbeiterinnen und Seelsorger, aber auch Juristen, Musiktherapeuten, Kunsttherapeutinnen u. a. ein. Denn Sterben ist keine Krankheit, sondern eine kritische Lebensphase, die oft mit Krankheit verbunden ist. Hieraus entstehen vielfältige Lebensbedürfnisse, denen nur ein Team entsprechen kann, das hierfür gerüstet ist (Kapitel 2.6). Die Teammitglieder sollen sich so unterstützen, dass sie inneres Wachstum aller Teammitglieder fördern und dem Burn-out-Syndrom entgegenwirken.

Drittes Kennzeichen: Die Einbeziehung freiwilliger Helferinnen und Helfer. Diese *Ehrenamtlichen* werden nicht als Lückenbüßer gebraucht oder gar missbraucht. Sie haben eigenständige Aufgaben der Alltagsbegleitung, dazu gehört u. a. am Bett sitzen, zuhören, reden, einkaufen, Kinder hüten oder einfach zur Verfügung stehen. Sie tun also Alltägliches, aber stets im Angesicht des Todes und der Trauer – und sie sind geübt darin, dies auszuhalten. Ihr Ziel ist es, Sterbebegleitung zu einem

Teil alltäglicher mitmenschlicher Begegnung zu machen und damit der Integration des Sterbens im Alltag zu dienen. Dies erfordert sorgsame Vorbereitung und kontinuierliche Begleitung.

Viertes Kennzeichen: Gute Kenntnisse und Fertigkeiten der Symptomkontrolle. Hier wird immer zuerst an die Schmerztherapie gedacht. Ebenso wichtig ist aber die Behandlung anderer, das Sterben belastender Beschwerden, wie Atemnot, Verdauungsstörungen, Übelkeit, Juckreiz – kurz gesagt, das gesamte Gebiet dessen, was als palliative Medizin im engeren Sinne gilt.

Fünftes Kennzeichen: Kontinuität der Fürsorge für die betroffene Gruppe. Dies bedeutet vor allem, dass ein Hospizdienst rund um die Uhr erreichbar sein muss. Leider geschieht es immer wieder, dass Menschen kurz vor ihrem Tode noch in die Klinik eingewiesen werden, weil diese Art von Hilfe fehlt. Krisen im körperlichen und seelischen Bereich sind nicht an Dienstzeiten gebunden. Nicht selten fühlen sich Familien gerade nachts mit ihren Problemen derart allein gelassen, dass sie keinen anderen Ausweg mehr wissen, als der Einweisung des Patienten in die Klinik zuzustimmen. Dem kann ein Hospizdienst, der rund um die Uhr erreichbar ist, oft schon mit geringem Aufwand – z. B. durch telefonische Erreichbarkeit – entgegenwirken. Kontinuität der Fürsorge hat den weiteren Aspekt, dass die Begleitung einer Familie nicht mit dem Tod des Angehörigen endet. Das Teammitglied, das enge Kontakte zur Familie hatte, soll auch in der Zeit der Trauer zur Verfügung stehen. Trauer ist selbst eine extrem krankheitsbelastete Phase des Lebens. Gute Trauerbegleitung möchte dazu beitragen, dass die Hinterbliebenen ohne zusätzliche körperliche und seelische Schäden die Zeit nach dem Tod eines Menschen überstehen.

Die genannten Merkmale beschreiben nach J.-C. Student die hospizliche Grundidee und sind auch die wichtigsten Anknüpfungspunkte und Zugangswege der Sozialen Arbeit (Kapitel 6). Sie verdeutlichen, wie das Konzept der *Ganzheit* für sterbende Menschen und ihre Angehörigen fruchtbar gemacht werden kann und können auch als *Qualitätskriterien einer guten Sterbekultur* gelten, an denen sich die Behandlung, die Pflege und der Umgang mit sterbenden Patienten in allen Institutionen des Gesundheitswesens messen lassen müssen. Qualitätsanforderungen sind z. T. gesetzlich, z. T. verbandlich, z. T. organisationsintern festgelegt, um die Struktur-, Prozess- und Ergebnisqualität zu verbessern – auch bei häuslicher Versorgung (Wegleitner et al. 2012; Begemann/Seidel 2015). Für die stationäre Hospizversorgung schreibt die Rahmenvereinbarung nach § 39a (1) Satz 4 SGB V Qualitätsanforderungen verbindlich vor, für die ambulante Hospizarbeit § 39a (2) Satz 6 SGB V (DGP/DHPV 2018).

2.2.2 Voraussetzungen und Aufnahmekriterien

Sterben, Tod und Trauer als Schlüsselthemen der hospizlichen Arbeit deuten schon die Voraussetzung für eine Inanspruchnahme an. Ist dies bei ambulanten Hospizdiensten noch relativ weit gefasst, legen palliativmedizinische und stationäre Maßnahme strengere Aufnahmekriterien zugrunde. Bezugsgröße sind u. a. die Definitionen der WHO (1990/2002):

„**Palliative Care** ist ein Ansatz zur Verbesserung der Lebensqualität von Patienten und ihren Familien, die mit einer lebensbedrohlichen Erkrankung konfrontiert sind. Dies geschieht durch Vorbeugung und Linderung des Leidens mittels frühzeitiger Erkennung und korrekter Beurteilung der Behandlung von Schmerzen und anderen Beschwerden körperlicher, psychologischer und spiritueller Art." (WHO, o. J.)

Hospizangebote sollen *den* Menschen Hilfe und Unterstützung geben, die ihrer am meisten bedürfen. Schon früh wurde daher die Notwendigkeit erkannt, geeignete Aufnahmekriterien zu entwickeln (Kapitel 3). Die o. g. Rahmenvereinbarung orientiert sich an den WHO-Definitionen und legt folgende Aufnahmekriterien fest: Es muss sich um eine Erkrankung handeln,

- die progredient verläuft und weit fortgeschritten ist,
- bei der eine Heilung ausgeschlossen und palliativ-medizinische Behandlung notwendig ist,
- die nur noch eine begrenzte Lebensdauer von Wochen bis wenige Monate erwarten lässt.

Konkretisiert: Bei der Aufnahme in ein Hospiz sollten folgende Kriterien gleichzeitig erfüllt sein:

1 Der betroffene Mensch leidet an einer der folgenden Krankheitsarten:
   a) Krebserkrankung mit Tochtergeschwülsten, die trotz Therapie fortgeschritten ist;
   b) Vollbild der Infektionskrankheit Aids;
   c) Erkrankung des Nervensystems mit unaufhaltsam fortschreitenden Lähmungen;
   d) Endzustand einer chronischen Nieren-, Leber-, Herz- oder Lungenerkrankung;
2 Es ist bereits eine konkrete, individuelle Todesursache absehbar (z. B. Nierenversagen, Herzversagen, Versagen der Atmung, nicht mehr beherrschbare Blutvergiftung);
3 Der Betroffene und seine Familie kennen und billigen das vom Hospiz vertretene Prinzip der lindernden Pflege und Therapie. Sie wünschen also keine eingreifenden Untersuchungen oder Therapieversuche mehr, sondern sind damit einverstanden, dass sich die weitere Behandlung auf eine Linderung der Beschwerden konzentriert.

Aufnahme in die Hospizbetreuung finden also bevorzugt Menschen, die nur noch eine eng begrenzte Lebenserwartung haben. Personen mit langem, zum Tode führendem Siechtum sind daher meist ausgeschlossen. Eine Regel, die durchaus diskussionswürdig ist, aber die Grenzen der Hospize zeigt. Sie ist ebenso bei der ambulanten Betreuung von Sterbenden erkennbar, die nur möglich ist, wenn wenigstens *eine* Bezugsperson die Verantwortung für die Fürsorge übernimmt. Grundsätzlich gilt: *ambulant vor stationär*, eine Überzeugung, die zum Kern der Hospizphilosophie zählt.

Hier sei die *psychosoziale Betreuungsbedürftigkeit* hervorgehoben, die für die hospizliche Sozialarbeit ins Zentrum rückt. Hospize müssen auf terminal kranke Patienten – personell, räumlich und ausstattungsmäßig – vorbereitet sein, die sich in psychosozialen Krisen befinden oder längerfristigen Belastungssituationen ausgesetzt sind sowie pflegerische und medizinische Probleme haben, die eine spezifische Versorgung erfordern. Aber selbst daraus folgt keine „Berechtigung“ zur stationären Aufnahme. Das ist nicht nur eine Frage der *Aufnahmekapazität*, zumal schon jetzt Fehlbelegungen vorkommen, sondern die Konsequenz der Grundidee, den Menschen, wann immer möglich, ein Sterben zu Hause zu ermöglichen.

2.3 Hospizarbeit und Palliativmedizin im Gesundheitssystem

Hospizeinrichtungen und hospizliche Sozialarbeit sind stets in gesellschaftliche Zusammenhänge gestellt. Konkret werden sie dem Gesundheitssystem zugeordnet, d. h. auch wenn die zivilgesellschaftliche und sozialpolitische Relevanz von Sterben und Tod unverkennbar sind, dominieren die Angebote, Strukturen und Regelungen des Medizinsektors. Moderne Hospizarbeit versucht, dies einerseits zu nutzen – nicht zuletzt hinsichtlich der Organisation und Finanzierung –, andererseits aber auch der Medikalisierung entgegen zu treten und zur Entinstitutionalisierung des Sterbens beizutragen. Dabei verdient das Verhältnis von Hospizbewegung und Pallitativbewegung besondere Beachtung. „While all hospice care is palliative care, not all palliative care is hospice. Hospice programs provide state-of-the-art palliative care and support service“ (Raymer/Reese 2013, 1).

2.3.1 Zum Verhältnis von Hospiz- und Palliativbewegung

Hospiz (von lat. hospitium, Gastfreundschaft) steht in der langen Tradition der Herbergen für Pilger und Reisende, wobei die moderne Hospizbewegung den Menschen auf ihrer letzten Reise dienen will: für ein menschenwürdiges, behütetes, sozial eingebettetes Sterben, das als wichtiger Teil des Lebens verstanden wird und so beschwerdearm und bewusst wie möglich gelingen soll. Sie geht von den Bedürfnissen sterbender Menschen aus und entwickelt Konzepte, um die Institutionalisierung des Sterbens zu minimieren, die Angst vor der Einsamkeit und Unkontrollierbarkeit einzudämmen und die Schmerzbekämpfung zu optimieren.

Palliativ (von lat. pallium, Mantel/Umhang) drückt die sorgende und behütende Grundhaltung aus, die dem leidenden Menschen gerade dann zukommt, wenn keine Heilung mehr möglich ist. Der Bezug auf die Hospizbewegung ist evident: So gilt Cicely Saunders auch als Pionierin der Symptombekämpfung und Schmerztherapie. Sie sprach von „terminal care“ und „palliative care“ und entwickelte ein Konzept von „total pain“ als neues, ganzheitliches Verständnis des Phänomens Schmerz.

Hospizbewegung und Palliativbewegung sind nicht eindeutig abgrenzbar. Die Herkunft ist jedoch unterscheidbar: *Hospizarbeit* wurzelt in der bürgerschaftlichen Hospizbewegung, *Schmerztherapie* in der Palliativmedizin, dazwischen steht die spezialisierte Palliativpflege. Alle sind aber stark miteinander verwoben. So fordert und fördert die Hospizbewegung von Beginn an Schmerztherapie und lindernde Pflege, umgekehrt ist Palliative Care fast schon zum Sammelbegriff für einen sensiblen Umgang mit sterbenden Patienten geworden. Daher werden die Begriffe immer häufiger gemeinsam verwendet, als neuer *Fachbegriff* ‚Hospiz und Palliative Care'. Bezeichnend ist z. B. die Entwicklung und Umbenennung der Bundesarbeitsgemeinschaft „BAG Hospiz" zum „Deutschen Hospiz- und PalliativVerband e. V." (DHPV). Auch verfügen beide Handlungsbereiche über ambulante und stationäre Angebote. Die *hospizliche Arbeit* (Sterbe- und Trauerbegleitung) ist stärker auf psychosoziale Beratung und Unterstützung ausgerichtet und wird wesentlich von Ehrenamtlichen geleistet; die *palliativ-medizinische Tätigkeit* ist auf lindernde Pflege und medizinische Versorgung fokussiert und wird beruflich ausgeübt – ebenfalls unterstützt von Ehrenamtlichen. Symptomlindernde Behandlung ist allen Organisationsformen gemeinsam, spezifisch ist der koordinierte Einsatz von ehrenamtlichen Hospizhelfern und professionellen Palliativ-Care-Fachkräften – auch in Kooperation mit anderen Sozial- und Gesundheitsdiensten, wobei die Vernetzung immer wichtiger wird (Mühlum 2014; Rösch 2016).

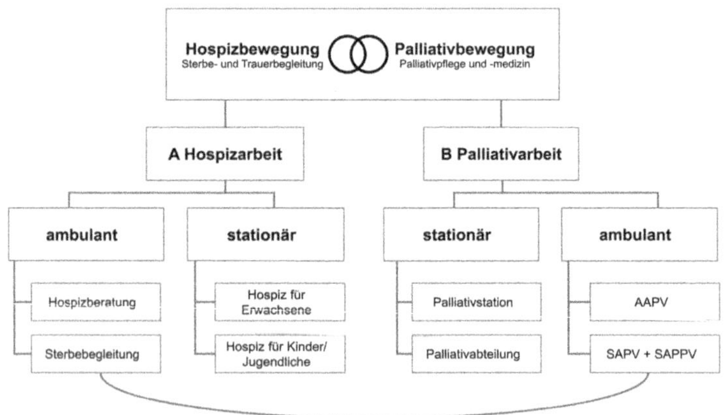

Abb. 2: Hospizbewegung und Palliativbewegung

2.3.2 Organisationsformen und Finanzierung

Organisationsformen hospizlich-palliativer Dienste werden in der Gesundheitsberichterstattung des Bundes schon früh gelistet und in ihrer Komplexität erkannt.

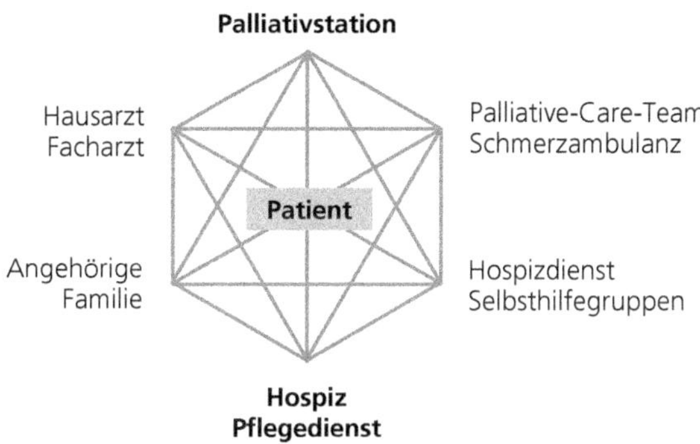

Abb. 3: Netzwerk Palliativmedizin (nach Robert-Koch-Institut 2002, 24)

In ca. 1.500 ambulanten Hospizdiensten, 247 stationären Hospizen, 330 Palliativstationen und 326 SAPV-Teams sind mehr als 120.000 Ehren- und Hauptamtliche tätig. (DHPV, o. J., Stand 2019)

Die wichtigsten *Organisationsformen* (Kapitel 5) sind dabei folgende:

- Ambulante Hospizdienste werden i. d. R. ehrenamtlich von Hospizgruppen oder Hospizvereinen erbracht und umfassen Öffentlichkeitsarbeit (Aufklärung), psycho-soziale Beratung, Sterbe- und Trauerbegleitung: zu Hause, in stationären Pflegeeinrichtungen, in Einrichtungen der Eingliederungshilfe für Menschen mit Behinderung und in Einrichtungen der Kinder- und Jugendhilfe.
- Ambulante Palliativdienste werden professionell in Palliative-Care-Teams erbracht und umfassen Allgemeine Ambulante Palliativversorgung AAPV, Spezialisierte Ambulante Palliativversorgung SAPV und Spezialisierte Ambulante Pädiatrische Palliativversorgung SAPPV. Neue Modelle integrierter Allgemeiner Palliativversorgung (i-APV) kommen hinzu.

- Stationäre Hospizarbeit erfolgt in Hospizen für Erwachsene und in Kinder- und Jugendhospizen sowie teilstationär in Tageshospizen.
- Stationäre Palliativarbeit erfolgt auf Palliativstationen oder in Palliativabteilungen in oder bei Krankenhäusern.

Gemeinsam ermöglichen ambulante Hospiz- und Palliativdienste ein komplettes Betreuungsangebot zu Hause und sorgen dafür, dass psychosoziale Beratung und Begleitung, kompetent-liebevolle Pflege und fachgerechte Schmerztherapie gesichert sind. Sie stützen sich im Wesentlichen auf freiwillige Helferinnen und Helfer, die ihrerseits von hauptamtlichen Kräften geschult und koordiniert werden – eine Schlüsselstelle für professionelle Sozialarbeit.

In der Summe kann von *hospizlich-palliativer Versorgung* gesprochen werden, wenn diese auf gemeinsamen Prinzipien und dem Ziel beruht, sterbenden Menschen die letzte Lebensphase so beschwerdearm und so lebenswert wie möglich zu gestalten. Ziele und Prinzipen sind in der „Charta zur Betreuung schwerstkranker und sterbender Menschen in Deutschland" verbindlich formuliert (Kapitel 7).

Insgesamt lässt die Palliativversorgung allerdings noch zu wünschen übrig: Einerseits ist sie noch nicht überall verfügbar, andererseits ergeben sich mit der Institutionalisierung neue Aufgaben und Probleme (Fink 2012). Zusätzlich zu einer flächendeckenden Versorgungsstruktur müssten hospizliche Grundsätze in Einrichtungen des Sozial- und Gesundheitswesens und generell im Gemeinwesen implementiert werden – ein weiteres Handlungsfeld Sozialer Arbeit.

Fazit: Palliativmedizin und Hospizidee stellen ein *Gesamtkonzept* dar, zu dem optimale Schmerztherapie und Symptomkontrolle, Integration der psychischen, sozialen und spirituellen Bedürfnisse, Kompetenz in Fragen der Kommunikation und Ethik sowie die Akzeptanz des Todes als Teil des Lebens gehören (Gesamtübersicht der Einrichtungen in Sabatowski et al. 2006–2009, seitdem: Adressdatenbank online: www.wegweiser-hospiz-palliativmedizin.de, 16.11.2019).

Die Finanzierung der stationären Hospizleistungen erfolgt zu einem wesentlichen Teil durch die Sozialversicherung (Gesetzliche Krankenversicherung [KV] und Pflegeversicherung [PV]). Die Voraussetzungen sind in der „Rahmenvereinbarung nach §39a SGB V zur Sicherung der Qualität der Hospizversorgung" konkretisiert (Allert 2010). Generell gilt für:

- Stationäre Hospize: Versicherte der gesetzlichen Krankenversicherung haben seit 1997 Anspruch auf einen Zuschuss zu stationärer oder teilstationärer Versorgung in Hospizen. Seit 2009 zahlen sie keinen Eigenanteil mehr (15. AMG-Novelle), die gesetzlichen Krankenkassen übernehmen 90 % der zuschussfähigen Kosten. Das Gesetz zur Verbesserung der Hospiz- und Palliativversorgung (HPG 2015) erhöht den Anteil auf 95 %. Den Rest tragen die Hospize, u. a. durch Spenden und Ehrenamt.
- Ambulante Hospizdienste: Diese erhalten seit 2009 einen Zuschuss zu den Personalkosten. Seit Dezember 2015 (HPG) werden auch Sachkosten berücksichtigt. Die genauen Modalitäten regelt die Rahmenvereinbarung nach § 39a (2) Satz 6 SGB V.
- Kinderhospize: Auch hier werden 95 % der zuschussfähigen Kosten erstattet. Gesetzlich Versicherte müssen seit 2009 keinen Eigenanteil mehr tragen. Im Übrigen gilt (HPG 2015), dass die Partner der Rahmenvereinbarung für stationäre Hospize (GKV-Spitzenverband und Organisationen stationärer Hospizarbeit) spezifische Vereinbarungen treffen, um den besonderen Belangen schwerstkranker Kinder und ihren Familien gerecht zu werden.
- SAPV: Spezialisierte Ambulante Palliativversorgung wird für Leistungsberechtigte vollständig von den Krankenkassen finanziert (§ 132d Abs. 2 SGB V).

Zentral für die Finanzierung der ambulanten und stationären Hospizarbeit ist das Sozialgesetzbuch, §§ 37, 39a und 140a SGB V einschließlich der o. g. Rahmenvereinbarungen mit speziellen Förderrichtlinien (www.dhpv.de). Wenigstens hingewiesen sei darauf, dass Palliative Care nicht nur Kosten verursacht, sondern auch gesellschaftlichen Nutzen stiftet – nicht zuletzt wegen ihrer *Letztverlässlichkeit* (Fleßa 2014). Für die Legitimation und Integrationsfähigkeit des Sozialstaates ist dies, wie jede Förderung von Sozialkapital, von wachsender Bedeutung.

HospizVerein Bergstraße e.V. -HVB-			Partner-Institutionen: Hospiz Bergstraße	Partner-Institutionen: PalliativNetz	Partner-Institutionen: HospizStiftung
Ambulante Hospizarbeit	**Trauerbegleitung**	**HospizAkademie**	**Stationäre Hospizarbeit**	**SAPV**	**Finanzielle Förderung**
Beratung und Begleitung im Kontext Lebensende Unterstützung von Schwerkranken und Zugehörigen Zuhause Gewinnung, Schulung und Koordination der ehrenamtlichen Hospizbegleiterinnen	Beratung und Begleitung im Kontext Trauer Trauerangebote für Kinder, Jugendliche und Erwachsene, Fachberatung für Unternehmen Gewinnung, Schulung, Koordination der EA Trauerbegleiterinnen	Bildungsangebote im Kontext Sterben, Tod und Trauer Vorträge/Workshops für alle Interessierten Fortbildung für EA, pflegende Angehörige und Fachkräfte im Gesundheitswesen Ort für Begegnung und Vernetzung, Forum für würdiges Sterben	Pflege und palliative Betreuung von Menschen mit fortgeschrittenen, unheilbaren Erkrankungen im Hospiz Bergstraße Begleitung von Zugehörigen	Pflege und palliative Betreuung von Menschen mit fortgeschrittenen, unheilbaren Erkrankungen in deren Zuhause, Begleitung von Zugehörigen (SAPV = Spezialisierte Ambulante PalliativVersorgung)	Förderung des Hospiz Bergstraße und der Hospizinitiativen im Kreis Bergstraße Zusammenarbeit mit der Impulse-Stiftung, die lebensbedrohlich erkrankte Menschen in finanziellen Notlagen unterstützt
Verwaltung					
Kommunikationszentrale für Hilfesuchende, haupt- und ehrenamtliche Mitarbeiter, Mitglieder, Spender und Interessenten, Wahrnehmung aller Verwaltungsaufgaben, Öffentlichkeitsarbeit Pflege und Weiterentwicklung des Hospizgartens – auch als niedrigschwelliges Angebot zum Thema Hospiz			HVB ist alleiniger Gesellschafter der Hospiz Bergstraße gGmbH	HVB ist zu 50% Träger der Palliativnetz GbR	Personelle und organisatorische Verknüpfung mit HVB

Abb. 4: Vernetzte Hospizarbeit an der Bergstraße

Das Schlagwort „Low tech – high touch" charakterisiert ein wenig salopp die Besonderheit des hospizlichen Versorgungsprinzips: Qualifizierte menschliche Zuwendung statt medizintechnischem Aufwand. Die Kosten für eine komplette *ambulante* Hospizbetreuung liegen zwischen denen für ambulante Krankenpflege und einem Platz im Pflegeheim; die Tagessätze *stationärer* Hospize bewegen sich zwischen denen für Pflegeheim- und Krankenhausaufenthalt. Somit bieten Hospize eine vergleichsweise kostengünstige Versorgung (Tagessätze ab 350 Euro). Im Übrigen sollen hospizliche Prinzipien auch in Kliniken und Pflegeheimen etabliert werden, was nun auch das Hospiz- und Palliativgesetz anstrebt (Bruker/Klie 2016; Geiter 2019).

2.3.3 Persönliche Zuwendung statt Medikalisierung und Expertendominanz

Dem Gesundheitswesen wird von Kritikern eine übertriebene „Medikalisierung des Lebens" vorgeworfen (Ivan Illich 1995: „Nemesis der Medizin"). Gemeint ist damit, dass Problembereiche, die im sozialen, psychischen oder religiös-spirituellen Bereich angesiedelt sind, immer mehr dem Aufgabengebiet von Ärzten zugewiesen werden: So wird abweichendes Verhalten als psychische Krankheit definiert, während durch Armut erzeugte Krankheiten durch ärztliche Vorsorgemaßnahmen angegangen werden. Mit *Medikalisierung* ist aber auch gemeint, dass ärztliche Handlungsmuster anderen Versorgungsbereichen als Modell dienen: Von Sozialarbeitern werden „Sozial-*Diagnosen*" erstellt, Psychologen sprechen von „*pathologischer* Trauer", Pädagogen erheben „Sozial-*Anamnesen*", um nur einiges zu nennen.

Die Hospizbewegung vollzieht hier eine Wende. Ihre Botschaft lautet etwas überspitzt: *Sterben ist keine Krankheit.* Die hospizliche Arbeit soll die Augen dafür öffnen, dass Sterben zwar oft mit Krankheit verbunden, aber in erster Linie eine der *Lebensphasen* menschlicher Existenz ist. Lebensphasen wie Schwangerschaft und Geburt, Kindheit und Heranwachsen, Altern und Sterben sind krisenhafte Zeiten, oftmals schmerzhafte Zeiten; es sind aber auch Zeiten, die Reifung und inneres Wachstum ermöglichen. Da in der (Post-)Moderne hilfreiche Rituale zur Bewältigung dieser Krisenzeiten verloren gegangen sind, wird vermehrt Unterstützung benötigt. Sie muss weit über das hinausgehen, was medizinische Dienste üblicherweise anbieten können. Sie muss den ganzen Menschen im Blick behalten und aus der engen Perspektive *medikalisierender* Betrachtung herausführen – ein hospizliches Grundanliegen (Gronemeyer/Heller 2014; Maio 2014).

Tab. 1: Hospiz- und Palliativeinrichtungen 1996–2015

Einrichtung	1996	2000	2007	2015
Stationäre Hospize	29	75	125	200
Ambulante Hospizdienste	264	700	1.080	1.500
Palliativstationen	24	48	106	231

(DHPV, o. J.)

Das hohe Ansehen der Medizin, das diese Medikalisierung erst möglich machte, liegt in ihrem enormen Wissenszuwachs begründet, der wiederum zu einer hohen Heilserwartung an die Medizin führte. Ihre naturwissenschaftliche Prägung hat jedoch auch die Einstellung zu Krankheit und kranken Menschen tief geprägt. Der jahrhundertealte Konflikt zwischen denen, die es – wie Hippokrates – für das Wichtigste halten, die *Krankheit* zu behandeln, und denen, die – wie Plato – den kranken *Menschen* behandeln wollen, hat sich im 20. Jahrhundert zugunsten der Behandlung von Krankheiten entschieden. Diese Art von Medizin zeigt ihre Grenzen besonders deutlich im Umgang mit sterbenden und trauernden Menschen. Die Hospizbewegung mit ihrer ganzheitlichen Orientierung und mitmenschlichen Zuwendung ermöglicht dagegen neue Formen der Lebens- und Sterbensbewältigung. Mit diesem nur scheinbar neuartigen, tatsächlich aber uralten Handlungsansatz definiert sie auch den Qualitätsmaßstab für Versorgungssysteme neu. Kliniken neigen ebenso wie die ambulante Versorgung dazu, die Frage der Qualität bevorzugt mit technischen Standards, Personalschlüssel oder zählbaren Erfolgen zu beantworten. Hospize haben dagegen auch hier den Mut zur Alternative. Sie wagen es beispielsweise, „zärtlich-liebevolles Umsorgen" als Qualitätsmerkmal zu benennen (Gronemeyer / Jurk 2017).

Hospize leben entscheidend von ihrer *inneren* Qualität. Wirksame Unterstützung, so die hospizliche Überzeugung, können nur diejenigen anbieten, die zu innerer Veränderung bereit sind, die ihren Dienst als Möglichkeit und Chance zu seelischer Reifung und innerem Wachstum begreifen. Hierzu gehört auch die Bereitschaft, eigene Lebensziele, Handlungsperspektiven und Bemühungen unter dem Aspekt der zeitlichen Begrenztheit neu zu betrachten. Dies bedeutet nicht, dass Hospizmitarbeiterinnen sich vom Leben abwenden, im Gegenteil, der Umgang mit Sterben, Tod und Trauer ermöglicht es, die Kostbarkeit und Einmaligkeit des Lebens bewusster wahrzunehmen und daraus Kraft zu schöpfen (Lilie et al. 2015).

2.4 Aufgaben von Hospiz und Palliative Care

Die bisherige Beschreibung hospizlicher Arbeit bezog sich vor allem auf deren unmittelbare *Versorgungsaufgabe*. Hospizlichkeit fordert aber mehr:

1 Psychosoziale Betreuung, lindernde Pflege und Therapie sind zweifellos ihre erste Aufgabe. Zur Entwicklung einer neuen Sterbekultur gehört auch, dass das in Hospizen erworbene Wissen nicht dort bleiben, sondern all denen, die es benötigen, zur Verfügung gestellt werden sollte.

2 Deshalb müssen sich Hospizinitiativen neben einfühlsamer Begleitung auch in der Beratung von Betroffenen, Familien und Trauernden sowie von Institutionen (wie Krankenhäusern und Pflegeheimen) engagieren (z. B. Advance Care Planning).

3 Dem Wissenstransfer dient als dritte Aufgabe die Bildungsarbeit. Das betrifft zum einen die Aus- und Weiterbildung von haupt- und ehrenamtlich Helfenden im Hospizbereich selbst, denn Hospizarbeit ist ein lebenslanger Lern- und Wachstumsprozess, der im Sinne der Persönlichkeitsbildung gefördert werden muss. Darüber hinaus soll durch Weiterbildung in Gemeindeseminaren, aber auch in Fachseminaren für helfende Berufe, das Hospizwissen weitergereicht und weiterentwickelt werden (Müller/Heinemann 2015).

4 Die Kooperation mit Einrichtungen und Initiativen bedarf auch der aktiven Planung und Zusammenführung. Netzwerkarbeit ist daher die vierte Aufgabe und von wachsender Bedeutung (Herrlein 2009).

5 Erkenntnisgewinnung und Forschung sind die fünfte Aufgabe. Für manche Mitarbeiterinnen scheint diese Forderung sehr hoch angesetzt zu sein. Forschung ist jedoch zunächst im Sinne der Systematisierung von Praxiserfahrungen gemeint. Dies soll zu systematischen Beschreibungen führen und in Zusammenarbeit mit Forschungseinrichtungen auch zu einer vertieften Kenntnis dessen, was das Leben von Sterbenden angenehmer gestaltet und das Leben der Helfenden bereichert. Zu dieser Art Forschung gehört auch die ethische Reflexion des pflegerischen, medizinischen und psychosozialen Handelns (Kapitel 7).

Hieraus erwachsen Maßstäbe, die in anderen Grenzsituationen – z. B. am Beginn des Lebens oder in schweren Lebenskrisen – Orientierung geben können. Der Umgang mit dem ungeborenen Menschen oder Personen mit schwersten Beeinträchtigungen (z. B. im sog. Wachkoma) stellt die Begleitenden vor ähnliche Fragen wie im Hospizalltag. Eine überzeugende Hospizarbeit kann den Geist des würdevollen, ganzheitlich-verantwortlichen Handelns auf der Basis christlicher Ethik auch in andere Aufgabengebiete tragen und deren Humanisierung befördern. Auf diese Weise wird bildende und forschende Hospizarbeit unmittelbar wirksam. Hospizakademien übernehmen dabei eine führende Rolle.

Hospize als Kristallisationskerne einer neuen *Sterbekultur* zeigen modellhaft, wie die Veränderung des Umgangs mit Sterben, Tod und Trauer im 21. Jahrhundert aussehen kann. Dabei geht es nicht darum, sie einfach zu vermehren. Wichtiger ist es, dass diese Idee andere Institutionen erreicht und verändert. Da auch künftig die Menschen überwiegend in Krankenhäusern und Pflegeheimen sterben werden, gilt es, den Hospizgedanken – oder besser noch: hospizliches Verhalten – dort zu verankern (Geiter 2019).

2.5 Exkurs: Schmerztherapie und Symptomkontrolle

Die Hospizbewegung bemüht sich seit ihren Anfängen um eine optimale Schmerzbekämpfung und Symptomkontrolle. Ihr ist es zu verdanken, dass mittlerweile eine gute Schmerztherapie mit vielen Methoden zur Verfügung steht, sodass mehr als 90 % der Sterbenden die letzte Lebensphase weitgehend schmerzfrei verbringen könnten. Schätzungen gehen jedoch davon aus, dass kaum 30 % aller schmerzkranken Patienten eine ausreichende Schmerztherapie erfahren, d. h. dass 70 % aller Leidenden diese Möglichkeit versagt wird. Die Gründe liegen nach wie vor in Mängeln der ärztlichen Ausbildung und einer restriktiven Gesetzgebung (Morphin) sowie in Vorurteilen und einem Mangel an populärwissenschaftlichen Veröffentlichungen. Die desolate Situation der medikamentösen Schmerztherapie macht zugleich blind dafür, dass chronische Schmerzen – besonders bei Tumorleiden – ihre Wurzeln überwiegend im nicht rein körperlichen Bereich haben. Zu beachten sind grundsätzlich alle Dimensionen menschlicher Existenz:

1 Leiblichkeit: Eine gute Schmerztherapie kann sich nicht auf Medikamente beschränken. Zuwendung, Behagen, Wohlgefühl umschreiben, was Pflege hier bewirken sollte. Die richtige Lagerung des Patienten, der sanfte Umgang mit seinem Körper können Schmerzen oft überraschend schnell beseitigen oder lindern. Dies ist keineswegs gleichzusetzen mit einer Beseitigung allen Leides – aber eine wesentliche Voraussetzung dafür. Sie öffnet dem Sterbenden, ebenso wie denen, die ihm nahe sind, den Blick für weitere Dimensionen. Gute körperliche Schmerztherapie ist deshalb Voraussetzung für die Wahrnehmung und damit Bewältigung von Schmerzen jenseits der Körperlichkeit.

2 Sozialität: Schmerzen empfinden wir nicht nur, wenn im Körper etwas in Unordnung gerät. Schmerzen kann ein Mensch auch dann empfinden, wenn im sozialen Gefüge etwas schmerzlich in Unordnung geraten ist, z. B. wenn die Trennung von geliebten Menschen schmerzt. Den Tod zu erleben, heißt stets, solche Trennungen zu erfahren. Schon in der Sterbephase nehmen sie Gestalt an, z. B. wenn Pflegekräfte und Ärzte sich geängstigt vom Sterbenden zurückziehen oder wenn Angehörige unsicher sind, ob sie ein ehrliches Gespräch mit dem Sterbenden beginnen dürfen oder – um ihn vermeintlich zu „schonen" – jegliches Gespräch vermeiden. Auch das Sterben in isolierender Umgebung und „totalen Institutionen" bedeutet Trennung, die von allen Beteiligten erlebt und erlitten wird.

3 Geistigkeit: Schmerz hat stets auch eine psychische Dimension. Bei Sterbenden schließt dies besonders die schmerzliche Erfahrung ein, dass sie und ihre Angehörigen nur noch eine begrenzte Chance haben, letzte Dinge zu erledigen, ungelöste Konflikte zu einem guten Ende zu bringen. Was oft ein Leben lang nicht gelingen wollte, fällt auch jetzt schwer: Über schmerzhafte Dinge zu sprechen, wie Kränkungen, Vernachlässigungen, Ungerechtigkeiten. Nur wo es gelingt, den schmerzhaften Prozess einer Aussprache zuzulassen und zu durchleiden, kann schließlich auch das andere glaubwürdig geschehen: die Entdeckung, wie viel Liebe dem Sterbenden galt und gilt, Liebe, die oft unter Schuld-, Scham- und Wutgefühlen verschüttet war. In diesem Kontext sei auf eine psychotherapeutische Kurzintervention für terminal Erkrankte hingewiesen, die international derzeit großes Interesse findet. Sie wird in der Palliativmedizin zunehmend angewandt und in verschiedenen Settings ausprobiert und beforscht: Die in Kanada vom Psychiater Harvey M. Chochinov forschungsbasiert entwickelte „Dignity Therapy" (Chochinov 2005). „Dignity Therapy" bzw. „Würdezentrierte Therapie" will Schwerstkranke darin unterstützen, die Wertschätzung für das eigene Leben zu erhöhen und sie so in ihrem Würdeempfinden

stärken, gerade auch im Hinblick auf das anstehende Sterben (www.patientenwuerde.de, 16.12.2019).

4 Spiritualität: Unter spirituellen Schmerzen sind Schmerzen zu verstehen, die sich an der Sinnfrage entzünden: der Frage nach dem Sinn des Lebens und dem Sinn des Sterbens (Kapitel 7.4). Diese Fragen zu stellen, heißt, sich schmerzhaften Antworten auszusetzen. Es bedeutet, sich auf ein Infragestellen der eigenen Person einzulassen und u. U. auch zu erleben, wie vertraute Vorstellungen ihre Tragfähigkeit verlieren. Spätestens hier spüren Helferinnen und Helfer, wie die Begegnung mit Sterbenden auch das eigene Selbst – als Sterbliche – bedroht, wie festgefügte Dimensionen sich auflösen und lieb gewordene Vorstellungen infrage gestellt werden. Damit wird deutlich, dass Schmerzen in ihrer Mehrdimensionalität nie nur ein individuelles Geschehen sind, sondern stets auch ein sozialer Prozess. Deshalb betreffen Schmerzen nicht nur den Sterbenden, sondern auch die Menschen, die ihn begleiten. Somit sind gute Schmerztherapie und Symptomkontrolle stets auch Hilfe für die Helfenden (Öxler/Lexa 2019).

2.6 Sozialarbeit im interprofessionellen Team

Hospizarbeit mit all diesen Anforderungen kann nicht einfach bestimmten Spezialisten übertragen werden, sondern setzt die Zusammenarbeit unterschiedlicher Experten und freiwilliger Hospizbegleiter voraus, sie ist nur multiprofessionell im Team möglich. Dazu gehört notwendigerweise die Soziale Arbeit, darin stimmen alle Erfahrungen national und international überein, wie unterschiedlich die Sozialarbeit auch repräsentiert sein mag. Die amerikanische National Hospice Organisation, die die Hospizphilosophie in elf Prinzipien fasst, beschreibt schon früh das geforderte interdisziplinäre Hospizteam im dritten Grundsatz: „A highly qualified, specially trained team of hospice professionals and volunteers work together to meet the physiological, psychological, social, spiritual, and economic needs of patient/families facing terminal illness and bereavement“ (Richman 1995, 1360).
Das multi- bzw. interprofessionelle Team wurde aus gutem Grund schon als Qualitätsmerkmal des Hospizangebots genannt (Kapitel 2.2). Grundsätzlich müssen alle Beteiligten ihre „Notwendigkeit“, d. h. letztlich ihre Nützlichkeit für den Patienten und seine Familie, aber auch ihren Beitrag zur Unterstützung des Teams, erweisen, wobei die Soziale Arbeit hierzulande am meisten unterschätzt wird (Borasio 2019). Die

große Herausforderung kommt schon in der Präambel der Charta zum Ausdruck (aktuelle Auflage 2015):

> „Die letzte Lebensphase und das Sterben eines Menschen zu begleiten und Trauernden zur Seite zu stehen, ist eine anspruchsvolle Aufgabe. Dies stellt hohe Anforderungen an eine umfassende, multiprofessionelle und vernetzte ambulante und stationäre Hospiz- und Palliativversorgung, welche insbesondere die Linderung von Schmerzen und anderen belastenden Symptomen sowie die Stärkung der Lebensqualität anstrebt (...)".

Sozialarbeiterinnen sind partnerschaftlich orientiert und sollten gelernt haben, ihre Rolle zu verdeutlichen, geraten aber hier in ein Feld, das ihnen von der Ausbildung kaum vertraut ist. So müssen alle im Team zunächst einmal lernen, sich selbst und anderen ihre Rolle zu verdeutlichen. Der Sozialarbeiterin kommt hier besonders die Aufgabe des Bindeglieds zu, als Fachfrau für das Soziale und für Kooperation, da sie im Hinblick auf Teamfähigkeit, Kommunikationsfähigkeit und Konfliktfähigkeit geschult ist.

Die Rolle der beteiligten Experten ist in jedem Team klärungsbedürftig. Im Hospizteam kommen zwei Schwierigkeiten hinzu: Erstens kann sich ein Experte hier gerade nicht auf sein „Spezialistentum" beschränken – z. B. Arzt und Pflege auf körperliche, Psychologe und Seelsorger auf spirituelle und Sozialarbeiter auf psychosoziale Bedürfnisse –, sondern muss ausdrücklich eine ganzheitliche Sichtweise einnehmen, und zweitens bereitet kein Studium und kein Beruf ausreichend darauf vor, sich mit dem eigenen Sterben und dem Sterben anderer Menschen auseinander zu setzen. Für die Soziale Arbeit kommt noch hinzu, dass ihr Spezifikum, die „Person-in-der-Situation"-Konfiguration, im Hospizteam nichts Besonderes mehr zu sein scheint, wenn die Nachbarberufe das Hospizliche ernst nehmen. Vermutlich liegt hier ein Grund für die Selbstunsicherheit der Sozialarbeit im Hospizbereich. Und doch macht genau dieses *„spezialisierte Generalistentum"* für Alltagsprobleme ihre Fachkompetenz aus. Keine andere Profession hat diese Breite der fachlichen Ausbildung und diese Querschnittskompetenz: Sie wird auf der Handlungsebene als *Multifunktionalität* und auf der Wissensebene als *Multireferenzialität* ausgebildet. Dazu passt eine Sozialarbeitswissenschaft, die sich durch Zugriff auf eine Vielzahl von Bezugswissenschaften konstituiert. Daher sollten Sozialarbeiterinnen im Hospizteam fachlich in der Lage sein, ehrenamtliche Mitarbeiter auf die „sterbende Person in ihrer Situation" vorzubereiten, die Aktivitäten der Experten zu koordinieren und die Hilfeangebote zu vernetzen

– immer vorausgesetzt, dass sie selbst im Hospizbereich geschult sind (Kapitel 6). Da im Hospizteam nicht nur spezifische Kenntnisse und Fertigkeiten gebraucht werden, die aus der Grundfunktion der jeweiligen Profession folgen, sondern zusätzlich Erfahrungen im Umgang mit sterbenden Menschen und ihren Angehörigen notwendig sind, um die Nöte der Beteiligten sensibel wahrnehmen und ihnen gerecht werden zu können, ist eine einschlägige Aus- und Weiterbildung unabdingbar. Das gilt auch für die freiwilligen Helfer, die als Kern der Hospizbewegung gelten. Ihnen vor allem ist die Enttabuisierung und Neugestaltung des Umgangs mit Sterben, Tod und Trauer zu verdanken. Mit der Etablierung von Hospizen verändert sich aber auch ihre Rolle. Sie werden zu Spezialistinnen eigener Art im Team von haupt- und ehrenamtlichen Mitarbeitern – ebenso wichtig wie Pflegekräfte, Ärztinnen, Psychologen, Physiotherapeuten, Sozialarbeiterinnen und Seelsorger –, aber mit eigenem Fortbildungs- und Unterstützungsbedarf (Magerl 2018). Für die Rekrutierung und Unterstützung von Volunteers ist die Soziale Arbeit besonders geeignet.

Ein Profil Sozialer Arbeit in Palliative Care skizziert Sabine Pankofer (2014, 27 ff.) ansatzweise wie folgt:

- Inter- und Multiprofessionalität
- Gesellschaftlicher Auftrag Sozialer Arbeit
- Kernaufgaben und wirksame Handlungsmethoden
- Orientierung an den Grundsätzen ihrer Profession
- Exzellente fachliche Qualifizierung
- und eine bewusste ethische Grundhaltung.

Fazit: Von Sozialarbeiterinnen und Sozialpädagogen im Hospizbereich wird – wie von allen dort Tätigen – zuerst eine hospizliche Grundhaltung verlangt und erst danach eine spezifische Fachlichkeit. Neben den anderen Berufsgruppen sollte die Soziale Arbeit im interprofessionellen Team schwerpunktmäßig die Dimension des Psychosozialen abdecken und mit ihrer sozialberuflichen Kompetenz vorzugsweise Aufgaben der Ressourcenaktivierung, Vernetzung von Hilfen und Helfenden, Schulung und Unterstützung ehrenamtlicher Begleiter, Stadteilaktivitäten und sozialrechtliche Regelungen übernehmen (Kapitel 6.5).

3 Zielgruppen der Hospizarbeit

Wenn das hier vertretene Verständnis von Hospiz und Palliative Care als Idee und Konzept eines grundlegend anderen Umgangs mit Sterben, Tod und Trauer zugrunde gelegt wird, wendet sich die Hospizarbeit an alle Menschen und die ganze Gesellschaft. Denn jeder Mensch erlebt Verluste und Trauer in seinem Leben und wird einmal selbst sterben, also der *Hauptbetroffene* sein. Zielgruppen der Hospizarbeit, Adressaten i. e. S., sind die akut Betroffenen, also sterbende Menschen, daneben aber auch ihre An- und Zugehörigen, beteiligte Berufsgruppen und freiwillige Helferinnen. Die *Betroffenheit* im doppelten Sinne lässt sich an den Selbstzeugnissen dieser Gruppen nachvollziehen: Seit einigen Jahren mehrt sich die Zahl der Publikationen, die sich mit dem subjektiven Umgang mit dem eigenen oder fremden Tod beschäftigen. Neben einer Vielzahl und Vielfalt unterschiedlichster Ratgeber sind dies insbesondere Selbstbekenntnisse Betroffener. Autobiographien, tagebuchartige Reports, präzise, intime Schilderungen persönlicher Lebenssituationen und Bewältigungsstrategien im Angesicht des erwarteten Sterbens bzw. Verlusts zeugen von einer Subjektivierung und Psychologisierung des Todes. Diese Einsichten ermöglichen ein Nachvollziehen oder Vorfühlen und können für andere Betroffene eine gute Orientierung und Unterstützung sein (Steinbach 2018; Klie et al. 2019).

3.1 Der sterbende Mensch

Die erste und mit Abstand wichtigste Zielgruppe ist die der sterbenden Menschen oder – wie es in stationären Hospizen bevorzugt heißt – der *Gäste* des Hospizes. Sie haben nur noch eine eng begrenzte Lebenserwartung von Wochen oder wenigen Monaten und werden von den Mitarbeiterinnen entweder „ambulant“ zu Hause oder „stationär“ im Hospiz bzw. auf einer Palliativstation betreut. Aus Respekt soll zunächst nicht über sie, sondern von ihnen selbst, also aus der Binnenperspektive berichtet werden, bevor psychosoziale Belastungen typisiert und Wege der Sterbebegleitung skizziert werden.

3.1.1 Selbstzeugnis eines Sterbenden

Selbstzeugnisse Sterbender (z. B. Noll 1985; Schlingensief 2009) bieten eine Chance, sich dem Thema zu nähern. Im Folgenden erzählt der Gast eines Hospizes, der schwäbische Volksschauspieler Oskar Heiler, dem SDR-Sonntagsmagazin aus der Endphase seines Lebens:

„Bis vor 4 Wochen hätte ich mir nie im Traum träumen lassen, dass ich aus meiner eigenen Wohnung … mal rausgeh'. Das hätte ich mir gar nicht vorstellen können, überhaupt. Aber dann kam der Zustand, wo es daheim für mich immer unerträglicher wurde. Ich bin hingefallen, konnte oft nicht mehr aufstehen, konnte nur mit Mühe Nachbarn herbeiholen, die mir geholfen haben, aufzustehen. Es gab auch sonst große Schwierigkeiten zu Hause. (…) Dann kam zufällig in der Zeitung ein Artikel über das Hospiz in der Stafflenbergstraße. Da hab i dacht: Menschenskind, Oskar, das wär das, wo du aufgehoben bist. Wo dir niemand reinredet, wo du deine Freiheit behältst, dein eigenes Leben einigermaßen noch führen kannst, wo du wohlbehütet bist bis zum Ende deiner Tage. Und vor allem, wo dir die Garantie gegeben ist, dass der Arzt, die Schwestern dir die Mittel geben, einigermaßen oder beinah schmerzfrei zu leben. Das ist, glaub ich, das A und das O.

(…) Ich habe mich dann bemüht und hab das ungeheure Glück gehabt, einen Platz hier im Hospiz, das ja nur sieben Patienten hat, zu bekommen. Es ist ein kleines Paradies. Die Schwestern sind so was von freundlich und nett und liebenswürdig und aufopfernd. Das ist beispiellos. Das hab ich noch nirgends gefunden (…). Ich wollte nicht unwürdig sterben. Wer ein Leben gehabt hat wie ich, würdig, mit großen Erfolgen, ein schönes Leben, mit Höhen und Tiefen natürlich, will nicht elendiglich am Schluss, auf gut Schwäbisch, „verrecken". Ich habe also den festen Entschluss g'habt, wenn es mal so weit ist, dass das Leben für mich nicht mehr lebenswert ist, dann mache ich Schluss. Dieser Moment kam wiederholt, aber ich bekam den Rang nicht, komischerweise. Irgendetwas hielt mich zurück. Und als es mir ganz schlecht ging vor einigen Wochen, war ich also fest entschlossen, jetzt machst du Schluss. Und ich habe es nicht fertig gebracht. Irgendwie hatte ich das Gefühl, Gott hat irgend etwas noch vor mit mir. Was, konnte ich mir nicht denken. Aber nun weiß ich es. Er hat mir diese unendliche Gnade geschenkt, dass ich hier in diesem Paradies, in diesem Hause hier, meine letzten Wochen verbringen darf. Und dafür hat es sich gelohnt, die ganzen Schmerzen und Leiden auszuhalten. Und ich bin Gott dankbar, dass ich ausgehalten habe. Ich denke darüber nach, dass ich allmählich immer schwächer werde, deshalb halte ich mich ja auch beim Essen und in Allem sehr zurück. Mir geht's momentan so gut, dass ich direkt Angst hab´, die schmeißen mich wieder raus. Aber ich weiß, der Arzt hilft, dass ich schmerzfrei bin und dass mein Gesundheitszustand erträglich ist. Ja, ich werd´ schwächer werden, meine beiden Karzinome, Blasen- und Prostatakarzinom, werden sich natürlich verschlechtern, sich eines schönen Tages sehr, sehr schmerzhaft bemerkbar machen, ich werde stärkere Mittel nehmen müssen, die vielleicht so weit führen, dass ich dann eines schönen Tages eben in eine gewisse Bewusstlosigkeit falle, aus der ich nicht mehr erwache. Das ist ein wunderschöner Tod, finde ich. Dann in Gott zu ruhen, seinen ewigen Frieden zu haben. Wie heißt es so schön: Der Weise, wenn er stirbt, begehrt den Himmel nicht, er ist zuvor darin, eh´ ihm das Herze bricht."

3.1.2 Sterbebegleitung bei unterschiedlichen Belastungen und Indikationen

Terminal Erkrankte sind nicht „nur" durch die lebensbeendende Krankheit *biologisch* bedroht, sondern in ihrer ganzen biopsychosozialen Existenz. Darauf muss die hospizliche Begleitung eingestellt sein. Es handelt sich bei diesem Personenkreis vor allem um

1. Patientinnen und Patienten in psychosozialen Krisen oder längerfristigen Belastungssituationen, z. B.

   a) Menschen in psychischen Krisen oder Belastungssituationen (z. B. schweren Depressionen oder depressiven Reaktionen, auch mit Suizidalität; Unruhe- oder Verwirrtheitszuständen; schwersten Schlafstörungen);
   b) Menschen in sozialen Krisen oder Belastungssituationen (z. B. Dekompensation oder Erkrankung der oder des betreuenden Angehörigen; Misshandlung oder Vernachlässigung des Patienten durch Angehörige);
   c) Menschen in spirituellen Krisen oder Belastungssituationen (z. B. intensive religiöse Befürchtungen und Ängste).

2. Patienten mit akuten oder permanenten pflegerischen und medizinischen Problemen, besonders wenn laufende, intensive Überwachung, aufwändige medizinisch-pflegerische Maßnahmen oder ständige Bereitschaft zu klinischen Notfallmaßnahmen erforderlich sind, z. B.
   a) schwere, ambulant nicht zu beherrschende Schmerzen, die einer fortlaufenden medizinischen Kontrolle bedürfen;
   b) ambulant durchgeführte, aber kontinuierlicher pflegerischer Überwachung bedürfende palliative Symptomlinderung;
   c) bestehende oder unmittelbar drohende schwere Verschlüsse;
   d) schwere zentralnervöse Störungen (z. B. Endzustand einer progressiven Muskeldystrophie oder ALS; Endzustand einer Multiplen Sklerose mit völliger Hilflosigkeit; Endzustand einer tödlichen Stoffwechselstörung des ZNS);
   e) abnorme Knochenbrüche (z. B. durch Metastasen), zur stationären Unterstützung der Stabilisierung oder wenn chirurgische Maßnahmen nicht mehr möglich sind;
   f) schwere Stoffwechselentgleisungen (z. B. bei Diabetes mellitus oder Hyperkalzämie);
   g) terminales Organversagen;
   h) Gefahr schwerer profuser Blutungen;
   i) schwere Beeinträchtigungen im Bereich von Haut und Schleimhäuten (z. B. Tumoren, die durch Geschwüre zerfallen sind, insbesondere mit starker Geruchsbildung; ausgeprägte Druckgeschwüre der Haut und andere Störungen der Haut und Schleimhäute, die intensive pflegerische Maßnahmen erfordern);
   j) schwerste körperliche Entstellungen, insbesondere im Gesichts- bzw. Hals-Nasen-Ohrenbereich durch Tumoren.

Die Angaben dürfen jedoch nicht so verstanden werden, als seien diese Indikationen zwingende Aufnahmegründe für eine stationäre Betreuung. Die meisten Beschwerden lassen sich auch im ambulanten Bereich ausreichend lindern, sofern dort ein qualifiziertes Palliative-Care-Team zur Verfügung steht.

Hospizarbeit unterscheidet sich nicht nur in jedem Einzelfall, es gibt auch Besonderheiten bei den wichtigsten terminalen Erkrankungen, vor allem hinsichtlich onkologischer und nicht-onkologischer Genese. *Sterbebegleitung* ist ohnehin ein unscharfer und gleichzeitig umfassender Begriff, der vieles beinhaltet: „Behandlung (z. B. von Schmerzen), Therapie (z. B. von panischen Ängsten), Beistand (Einstehen für etwas), Pflege (Grund- und palliative Pflege), Betreuung (ggf. auch Rechtsvertretung), Vermittlung von Nähe, Herstellung von Kontakt, Wiederherstellung oder Sicherung von Lebensqualität, Sorgen für den Erhalt von Autonomie, Entlastung, Anwesenheit" (Müller in: Sabatowski et al. 2003, 49).

Viele Menschen können – trotz allen Bemühens – nicht zu Hause sterben, weil Hausärzte (nicht selten auf Veranlassung der Pflegedienste) bei einer Verschlechterung des Allgemeinzustands in die Klinik einweisen. Hier ist es wichtig, den Wunsch des Schwerkranken besser zu erkunden – z. B. durch Beratung bei der Erstellung von Vorausverfügungen – und nachhaltig zu unterstützen. Dabei spielen sowohl medizinisch-pflegerische als auch ethische Fragen eine Rolle. Darauf sind aber i. d. R. weder Hausarzt noch Pflegedienst genügend vorbereitet oder es fehlt die erforderliche Zeit. Dies gilt insbesondere für Kranke, die nicht an einer eindeutig fortschreitenden Erkrankung leiden, sondern an chronisch sich intermittierend verschlechternden Störungen aus dem Bereich der Herz-Kreislauf- und Gefäßerkrankungen. Hier nicht zu viel, aber auch nicht zu wenig zu tun, ist eine der großen Herausforderungen für die Hospizarbeit, die stets eng am Wunsch und Willen des Kranken orientiert sein muss.
In einer Evaluationsstudie des HospizVereins Bergstraße dominiert der Wunsch, hospizlich begleitet und palliativ gut versorgt in Frieden sterben zu können, was auch das Thema Sterbehilfe relativiert. Dazu passt die immer wieder geäußerte Dankbarkeit von Patienten und Angehörigen für die erlebte hospizliche Begleitung. Sie bestätigt eindrucksvoll, dass ein „Leben in Würde bis zuletzt" (Leitspruch der Hospizbewegung) möglich und gestaltbar ist (www.hospiz-verein-bergstrasse.de). Die Weichenstellung des Hospiz- und Palliativgesetzes von 2015 verdient daher allen Respekt.

3.2 Die Angehörigen

Angehörige und Freunde – im Hospizkontext auch Nahestehende oder Zugehörige genannt – sind vom Sterben eines geliebten Menschen in mehrfacher Hinsicht betroffen. Sie leiden mit dem Sterbenden, antizipieren den Verlust und werden mit der eigenen Sterblichkeit mit allen damit verbundenen Unsicherheiten und Ängsten konfrontiert. Schon dadurch werden sie zu Adressaten der Hospizarbeit. In der Rolle der wichtigsten Bezugspersonen haben sie eine besondere Aufgabe in der

Sterbebegleitung, bei der sie selbst Unterstützung benötigen (Brandstätter 2019; Geiter 2017).

3.2.1 Selbstzeugnis einer Angehörigen

„Die lebensbedrohliche Erkrankung meiner Mutter traf uns völlig unerwartet. Nach drei Wochen Klinikaufenthalt erhielten wir den Auftrag, für sie so schnell als möglich einen Pflegeplatz zu besorgen. Mein Sohn (21 Jahre) sagte spontan: „Wir könnten Omi doch zu Hause pflegen." Die Gedanken und Gefühle, die mich überfielen, waren wesentlich zwiespältiger: Wie soll das gehen? Ich bin berufstätig. Die Verantwortung kann ich gar nicht übernehmen. Ich bin nicht kompetent für eine solche Aufgabe. Was passiert, wenn ich körperlich versage oder die Last seelisch nicht verkrafte? An wen wende ich mich im Notfall? Kann ich 24 Stunden Verantwortung für eine Sterbende aushalten? Wer wird mir helfen, diesen Prozess zu begleiten? An wen kann ich mich wenden, um Rat und professionellen Beistand zu erhalten? Eine Informationsveranstaltung des sozialen Dienstes der Klinik bestärkte meine Zweifel an der Durchführbarkeit einer häuslichen Pflege. Die Vortragende warnte eindringlich vor den seelischen und körperlichen Belastungen für berufstätige Angehörige. Also machte ich mich auf die Suche nach einem Heimplatz für meine Mutter, dessen wichtigstes Kriterium die Nähe zu meinem Wohnort sein sollte, da ich so viel Zeit wie möglich mit ihr verbringen wollte.

Obwohl ich meine Mutter 1990 vorsorglich in einem Pflegeheim angemeldet hatte, gab es kein freies Bett. Eine Freundin wies mich auf das Hospiz Stuttgart hin. Das erste Gespräch mit Frau K., der Leiterin des stationären Bereichs, mit der ich die geschilderten Fragen und Sorgen in aller Offenheit erörtern konnte, und ihr Hinweis auf den ambulanten Dienst im Hospiz, ließen die Zuversicht wachsen, dass wir es doch schaffen könnten, meine Mutter zu Hause auf ihrem letzten Weg zu begleiten. Frau N. und das Team ambulanter Hospizschwestern trugen entscheidend dazu bei, meine Zweifel zu mildern, und bestärkten mich durch einfühlsame Gespräche und praktische Ratschläge, sodass wir es schließlich doch wagten, uns dieser Aufgabe zu stellen. Im Rückblick – meine Mutter verstarb Ende Februar – möchte ich festhalten, dass wir die richtige Entscheidung getroffen hatten. Den Mitarbeiterinnen möchte ich herzlich für die Ermutigung danken, die sie uns zuteil werden ließen, meiner Mutter auch in der Zeit des Sterbens die menschliche Nähe und Wärme der häuslichen Umgebung geschenkt zu haben. Wir konnten ihr auf diese Weise am besten etwas von der Liebe und Unterstützung zurückgeben, mit der sie stets an unserem Leben teilhatte. Für meinen Sohn und auch meine Töchter, die uns aus der Ferne begleiteten, war diese Form der Sterbebegleitung ein besonderes Geschenk." Ingrid S.-D., Stuttgart

3.2.2 Angehörigenarbeit und Trauerbegleitung

Es ist eine verbreitete Erfahrung unter Hospizhelfern, dass der Sterbende häufig das kleinere, die Angehörigen dagegen das größere „Problem" sind und haben. Dafür gibt es Gründe, die auch in Trauergedichten Ausdruck finden (z. B. Clasen 2006).

Vor meinem eignen Tod ist mir nicht bang,
nur vor dem Tode derer, die mir nah sind.
Wie soll ich leben, wenn sie nicht mehr da sind?

Allein im Nebel tast ich todentlang
und laß mich willig in das Dunkel treiben.
Das Gehen schmerzt nicht halb so wie das Bleiben.

Der weiß es wohl, dem gleiches widerfuhr;
Und die es trugen, mögen mir vergeben.
Bedenkt: den eignen Tod, den stirbt man nur,
doch mit dem Tod der andern muß man leben.

Mascha Kaleko

Ja, „mit dem Tod der Anderen muss man leben". Die Hospizbewegung zog daraus den Schluss, dass stets alle Beteiligten der Fürsorge bedürfen, der Sterbende ebenso wie seine Angehörigen, denn der leidvolle Prozess der Trennung enger Bindungen durch den Tod ist am ehesten gemeinsam zu bewältigen, von Betroffenen und Helfern in fürsorglicher Gemeinschaft.

Ein Blick auf die Bedürfnisse der Beteiligten zeigt, wie eng verwoben ihre Anliegen mit denen des Sterbenden sind: Fühlt sich der Sterbende gequält, verzweifeln die Angehörigen; geht es den Angehörigen schlecht, leidet auch der Sterbende – aber meist jeder für sich allein. Die Literatur beschäftigt sich selten mit diesem Thema und betrachtet es am ehesten unter dem Aspekt der Trauer, was insofern schlüssig ist, da auch die gedankliche Vorwegnahme eines Verlusts Trauerreaktionen auslöst. Angehörigenarbeit muss deshalb neben den konkreten Aufgaben und Belastungen auch die antizipatorische Trauer einbeziehen. Vor allem aber wird sie versuchen, der *Angst* zu begegnen. Angehörige, die den nahen Tod eines geliebten Menschen vor Augen haben, werden insbesondere von vier Arten der Angst gequält, die denen der Sterbenden sehr ähnlich sind: Angst vor der (1) *Ungewissheit*, (2) Angst vor dem *Leiden*, (3) Angst vor *Verlusten* und (4) Angst vor *Versagen* (Student/Student 1999, 171 ff.):

(1) Angst vor der Ungewissheit: Da das Sterben heute meist aus dem Erfahrungsbereich verbannt ist, fehlen Alltagskenntnisse und Verhaltensmuster für den Sterbeprozess. Daher fürchten sich viele davor, das Sterben eines Angehörigen zu Hause erleben zu müssen, und ziehen es vor, den Sterbenden an eine Institution abzugeben. Ängste und Befürchtungen sind aber erfahrungsgemäß oft bedrückender als die Realität, auf die sie sich beziehen. Schon dieses Bewusstsein kann hilfreich sein und ermutigen, sich der Wirklichkeit zu stellen. Wenn es gelingt, das Wissen über Sterben, Tod und Trauer in den Alltag zu integrieren, ist bereits viel erreicht. Generell kann der Angst vor der Ungewissheit am besten mit klarer Information – auch über das Unabwendbare – begegnet werden, zumal die meisten Menschen zumindest eine Ahnung haben, wenn der Tod bevorsteht. Wenn sie es nicht wagen, hierüber zu sprechen, weil sie fürchten, die Angehörigen zu beunruhigen, setzt ein Teufelskreis ein, der zur vorzeitigen Trennung beiträgt und beide Seiten in die Isolation treibt. Das aufklärende Gespräch mit dem Kranken und seinen Angehörigen ist deshalb ein wichtiger Schritt auf dem Weg zu mehr Gemeinsamkeit in der verbleibenden Lebensspanne.

(2) Angst vor dem Leiden: Die meisten Menschen assoziieren mit dem Sterben auch Schmerzen. Dies gilt nicht nur für den Sterbenden, sondern auch für die (ebenfalls sterblichen) Angehörigen. Das Wissen um die Möglichkeiten der modernen Schmerztherapie kann hier sehr entlastend wirken. So trägt das Versprechen der Ärzte und Hospizhelfer, alles zu tun, damit der Sterbende keine Schmerzen haben wird, entscheidend zur Ermutigung der Angehörigen bei, dem Sterbenden nahe zu bleiben. Befreiung von körperlichen Schmerzen heißt Linderung von Leid für alle Betroffenen. Befreiung von körperlichen Schmerzen ist aber auch Voraussetzung dafür, sich anderer schmerzlicher Dimensionen – psychischer, sozialer, spiritueller – bewusst zu werden und sie zu bewältigen.

(3) Angst vor Verlusten: Den Tod eines Angehörigen zu erleben, bedeutet stets eine schmerzhafte Trennung. Oft nehmen aber schon beim Sterben solche Trennungen Gestalt an, wenn sich z. B. Pflegende und Ärzte geängstigt vom Sterbenden und seiner Familie zurückziehen. Hilfreich ist in dieser Situation die schmerzlindernde Unterstützung durch Helfer, die in der Lage sind, die Kommunikation der Beteiligten in Gang zu bringen. Familien brauchen Unterstützung, die eine vertrauensvoll-geborgene Atmosphäre schafft, in der sich ein Mensch wieder „zu Hause" fühlen kann – buchstäblich und im übertragenen Sinne. Linderung heißt hier vor allem, in vertrauter Umgebung zu sein, die Situation beeinflussen und eigene Verfügungen treffen, dem anderen nahe und nützlich sein zu können. Wann immer der Sterbende und seine Familie normaler, alltäglicher, vollständiger leben können, Gefühle zulassen und ausdrücken und sich gemeinsam innerlich auf das Sterben vorbereiten können, wird die Verlustangst bearbeitet.

(4) Angst vor dem Versagen: Auch wenn das Gefühl des Versagens in der Geborgenheit häuslicher Atmosphäre seltener auftritt, gehört es doch zum normalen Trauerprozess und ist kaum mit rationaler Vergewisserung und schon gar nicht mit Appellen zu beseitigen. Trauerbedingte Versagensgefühle lassen sich mildern, wenn die Ursachen der Trauer selbst abgeschwächt werden. Dazu gehört u. a. die Gelegenheit, den Angehörigen zu ermöglichen, angemessen Abschied nehmen zu können, wofür es innere und äußere Bedingungen gibt, die von Hospizhelfern zu beeinflussen sind. Hierzu zählen die Bereitschaft und die Fähigkeit, innerlich anzunehmen, dass es nur noch eine begrenzte Chance gibt, letzte Dinge zu erledigen und ungelöste Konflikte zu einem guten Ende zu bringen, über Kränkungen und Ungerechtigkeiten zu sprechen oder Zuneigung auszudrücken, die vielleicht ein Leben lang unterdrückt oder unter Bergen von Schuld-, Scham- und Wutgefühlen verschüttet war. Hilfen zur Angstbewältigung sind nur bedingt von professionellen Sachverständigkeiten abhängig. Sie erfordern vor allem mitmenschliche Kompetenz und den Mut, den schmerzhaften Prozess auszuhalten und nicht davor weg zu laufen.

Angehörige und Zugehörige sind daher ganz besonders auf Beratung und Begleitung angewiesen (Magerl 2018).

Von den vielen Versuchen, den Trauerverlauf zu verstehen und zu systematisieren, seien drei skizziert:

A) Trauerphasen sterbender Menschen (Kübler-Ross 1971):
   1 Schock/Nicht-wahrhaben-Wollen
   2 Zorn/Auflehnung
   3 Verhandeln
   4 Depression
   5 Zustimmung.

B) Trauerphasen (Kast 2002):
   1 Nicht-wahrhaben-Wollen
   2 Aufbrechende Emotionen
   3 Suchen und sich trennen
   4 Neuer Selbst- und Weltbezug.

C) Traueraufgaben (Worden 2011):
   1 Wahrnehmen der Realität des Todes mit allen Sinnen
   2 Trauerschmerz durchleben
   3 Neuorientierung in einer Welt, in der der Verstorbene fehlt
   4 Mut zur Entwicklung neuer Beziehungen.

Verlustkrisen und ihre Bearbeitung werden im angelsächsischen Raum ganz ähnlich mit den sog. „5 C“ ausgedrückt: Catastrophe – Crisis – Coping – Competence – Contentment. All diese Typologien geben nur Hinweise auf mögliche Abläufe, können aber als Anhaltspunkt für die psychosoziale Beratung und Begleitung dienen. *Trauerbegleitung* wurde aus gutem Grund zu einer Säule des Hospizangebotes mit eigener Zeitschrift (Leidfaden) und Fachliteratur (Müller et al. 2018). Der Bundesverband Trauerbegleitung e. V. nennt Qualitätsstandards, zu denen Kenntnisse über Trauerprozesse, Trauerphasen und Traueraufgaben, Fähigkeiten wie Empathie und Gesprächsführung sowie innere Bereitschaft zu akzeptierender Begegnung mit trauernden Menschen gehören (http://bv-trauerbegleitung.de/standards/qualifizierung, 14.01.2020).

3.3 Die beteiligten Berufsgruppen

Die Sterbebegleitung führt zwangsläufig Berufsgruppen zusammen, die im interprofessionellen Team organisiert sind (Kapitel 2.6). Auch berufliche Helfer müssen die besondere Herausforderung der Hospizarbeit bewältigen und ihre persönliche und die professionelle Einstellung ständig überprüfen. Sie benötigen dazu ebenfalls Begleitung und Unterstützung.

3.3.1 Selbstzeugnis einer Pflegenden

„Nach drei Jahren Pause wollte ich wieder anfangen zu arbeiten. Nicht in einem konventionellen Krankenhaus, sondern an einem Ort, wo ich ein anderes Umgehen mit dem Sterben, dem Tod und Leben, dem Loslassen vermutete. Wo ich mir auch ein offenes persönliches Wachstum in einem gleich gesinnten Team vorstellte. So kam ich ins stationäre Hospiz …, wo ich seit Dezember 1998 als Krankenschwester arbeite. Der Tag, an dem ich hospitieren durfte, war erfüllt von meinem Erstaunen, mit welch großem Einfühlungsvermögen, welcher intensiven, zwischenmenschlichen Wärme, welcher Fröhlichkeit und Zärtlichkeit, Ernsthaftigkeit und Flexibilität die Sterbenden umhüllt und die Angehörigen begleitet wurden. Und fasziniert von der geschickten Professionalität in allen Handgriffen, die niemals stereotyp in ihrer Anwendung wirkten, sondern ganz individuell angebracht wurden. Beim Arbeiten merkte ich schnell, dass es nicht ganz einfach ist, dem Sterben und dem Tod in der realen Begegnung dann so viel Raum einzuräumen wie mein Kopf es gerne möchte. Der Unterschied zu gängigen Kliniken ist groß: Dort ist eine intensive Sterbebegleitung vonseiten der Pflege kaum möglich, durch Zeit- und Personalmangel und auch durch fehlendes Bewusstsein, Absprache und professionelle Fortbildung. Einen Toten zu versorgen wird eher als unangenehm empfunden, sollte schnell und unauffällig geschehen. Wer soll, will und darf in Ruhe Abschied nehmen? Die meisten Kliniken beginnen erst jetzt (wenn überhaupt) Räumlichkeiten und Möglichkeiten zu schaffen. Man kommt bei dieser „Sterbekultur" kaum dazu, einen Bezug zu sich selbst, zu allem Lebendigen herzustellen, zum eigenen Sterben, Tod oder zu der Frage, wie der Sterbende wohl seine letzte Zeit empfunden hat. Ganz anders erlebe ich das im Hospiz: Der Tod und das Sterben liegen in der Luft, das spürt man schon beim Hereinkommen. Eingebettet in schöne, äußere Räumlichkeiten sind die Sterbenden in Wärme und Licht eingehüllt. Kerzen, Blumen, Farben, Klänge, Düfte. Man hat das Gefühl, einen Wohnraum zu betreten, möchte sich umschauen, überall so viele Kleinigkeiten, Bilder, die einen mitnehmen auf eine innere Reise. Beim

Arbeiten habe ich das Gefühl, dass hier die Rolle „Krankenschwester" fast vollständig verschwindet. So schön das ist, so sehr ich das auch möchte, ist es nicht immer leicht. In Momenten der Unsicherheit und Angst muss ich neu lernen, mich dem zu stellen. Manchmal ist es schwer, eine gewisse Distanz auch zu den Angehörigen zu überwinden oder einfach zu akzeptieren, die Dinge geschehen lassen, ohne sie geschehen „zu machen." Ich habe das Gefühl, jeder Sterbende hier kann so begleitet werden, wie er es sich wünscht. Die Angehörigen werden mit einbezogen, für Gespräche und auch für Tränen und Trauer gibt es Zeit und echte Berührung. Wenn jemand stirbt, so kann er gehen und bleiben. Die Seele darf sich erheben und verweilen, niemand muss rasch „weggeschafft" werden. Jeder ist zum Abschied auf seine Weise eingeladen, die sich in einer Abschiedsfeier mit Musik, Worten, Gebeten und Besinnung gestaltet. Die Kerzen am Eingang erlöschen erst dann endgültig, wenn der/die Tote das Hospiz ganz verlassen hat" Sonja H.-E., Krankenschwester

3.3.2 Psychohygiene helfender Berufe

„Wieviel Tod verträgt das Team?" (Müller/Pfister 2014) ist eine allzu berechtigte Frage im Blick auf die permanente Konfrontation mit Sterben, Tod und Trauer. Wenn die Soziale Arbeit – wie international üblich – im Hospizbereich eine zentrale Rolle übernehmen soll, muss sie sich auch damit auseinandersetzen und zur Bewältigung psychosozialer Belastungen der beteiligten Berufsgruppen und Ehrenamtlichen beitragen („Hilfe für Helfer"). Da die Angehörigen in den Settings des Gesundheitswesens oft völlig vernachlässigt werden, müssen auch sie als Hilfebedürftige *und* als Helfende wahrgenommen und unterstützt werden. Während ihnen aber heftige Gefühlsäußerungen zugebilligt (manchmal geradezu abverlangt) werden, sollen professionelle Helfer Ruhe und Funktionssicherheit zeigen, im Spannungsbogen von professioneller Distanz und emotionaler Verwicklung.

Die Vorbereitung auf und die Auseinandersetzung mit dem rechten Umgang mit Sterben, Trauer und Tod ist für Mitarbeiter im Hospizdienst daher besonders wichtig. Denn die inneren Grundvoraussetzungen für eine Begegnung mit Sterbenden und Trauernden sind es, die gute Hospizarbeit erst ermöglichen. Dazu gehört die Bewältigung der Ängste, von denen schon die Rede war. Soll die angstinduzierte Hilflosigkeit nicht in den Hospizdienst hineingetragen werden, muss sie wahrgenommen und bearbeitet werden. Die Sozialarbeit hat sich diesem Gebiet spät und zögernd zugewandt, obwohl Cicely Saunders selbst ursprünglich Sozialarbeiterin war. Mittlerweile gibt es jedoch Fortbildungs- und Studienangebote, die auf den Umgang mit Sterben und Tod vorbereiten und dabei helfen, psychosoziale Belastungen besser zu bewältigen und Ressourcen zu erschließen. Vermittlung und Unterstützung für Betroffene *und* Experten bedeutet u. a., dass Sozialarbeit eine Brückenfunktion zwischen Volunteers und Professionellen hat. Systematisch müssten die Probleme zumindest auf drei Ebenen behandelt werden:

- in gesellschaftlicher Perspektive = politisch
- auf institutioneller Ebene = organisatorisch
- auf der Beziehungsebene = interaktionistisch (z. B. im Rollendifferenzial Patient-Angehörige-Experten-Hospizhelfer).

Quer dazu liegen philosophisch-ethische und spirituell-religiöse Aspekte (Weiher 2014; Heller/Heller 2018), die die Grundanliegen des Menschen einschließlich seiner Autonomie, Würde und Sinndimension berühren (Kapitel 7).

Psychohygiene ist jedoch nicht nur ex post möglich, „wenn Sterbebegleitung an ihre Grenzen kommt“ (Böke et al. 2002), vielmehr sollten erwartbare Belastungen antizipiert werden. Zur Vorbereitung gehört deshalb die Schulung der Mitarbeiter, um Überlastungen vorzubeugen und manifeste Belastungen zu verarbeiten. Sie müssen lernen, das eigene Tun zu reflektieren und mit der Situation am Sterbebett angemessen umzugehen. Dem dienen Qualifizierungskurse für Palliativ-Care Fachkräfte bzw. *Schulungskurse für Hospizbegleiter* (nach dem „ALPHA-Modell“, „Celler Modell“, „IGSL Modell“ oder „Würzburger Modell“, Bödiker et al. 2012, 121 ff.)

Ein Beispiel ist das „Celler Modell“ mit drei Einheiten:

- Grundkurs: Auseinandersetzung mit der eigenen Person und den Themen Sterben, Tod und Trauer. Schulung der Wahrnehmungsfähigkeit und des Umgangs mit Sterbenden.
- Praktikum: Besuchsdienst bei Sterbenden unter Anleitung sowie Erfahrungsaustausch und Fallbesprechung in der Gruppe.
- Vertiefungskurs: Verarbeitung und Vertiefung der bisherigen Erfahrungen. Klärung der eigenen Haltung. Intensivierung und Erweiterung der Themen des Grundkurses.

Ein „Curriculum für die ehrenamtliche Sterbebegleitung“ von Müller und Heinemann (2015, 39 ff.) enthält folgende Module:

- Modul 1: Wahrnehmung von Nähe und Distanz – Begegnung und Berührung
- Modul 2: Wahrnehmung des eigenen Umgangs mit Sterben, Tod, Verlust und Trauer
- Modul 3: Wahrnehmung der Situation Sterbender und ihrer Angehörigen im Umgang mit Sterben, Tod, Verlust und Trauer
- Modul 4: Auseinandersetzung mit den Rahmenbedingungen der ehrenamtlichen Hospizarbeit
- Modul 5: Wahrnehmung der Kommunikation und Gesprächsführung.

3.4 Die freiwilligen Hospizbegleiterinnen

Hospizarbeit ist weltweit aus der Initiative Ehrenamtlicher entstanden, und parallel zur notwendigen und zunehmenden Professionalisierung bleibt deren Engagement eine wichtige Säule. Für Saunders sind Ehrenamtliche gar „das Herz der Hospizarbeit". Hospizbegleiterinnen haben zur Enttabuisierung und Neugestaltung des Umgangs mit Sterben, Tod und Trauer wesentlich beigetragen, aber auch ihre Rolle muss klar sein, und auch sie brauchen Anleitung, Qualifizierung und Unterstützung (Müller/Heinemann 2015; Hirsmüller et al. 2017).

3.4.1 Selbstzeugnis ehrenamtlicher Begleiterinnen

Anlässlich des 15-jährigen Bestehens des Hospizes Stuttgart äußerten sich ehrenamtlich Mitarbeitende – Volunteers – öffentlich zu ihren Motiven und Erfahrungen:

„Nie im Leben wäre ich auf die Idee gekommen, mich im Hospiz zu engagieren, wenn mich nicht eines Tages persönliche Umstände auf die Station gebracht hätten. Ein Kollege von mir verbrachte dort seine drei letzten Lebenswochen und als ich ihn besuchte, fand ich ihn wunderbar aufgehoben und war so beeindruckt von allem Gesehenen und Gehörten, dass mich der Gedanke, in dieser Einrichtung mitarbeiten zu wollen, nicht mehr losließ. Es dauerte aber noch viele Monate bis ich den Mut aufbrachte, mich für den Vorbereitungskurs zur freiwilligen Begleiterin anzumelden und somit den Schritt auf mir unbekanntes Terrain zu wagen. Diesen Schritt habe ich nie bereut. Die Begleitung Sterbender ist nicht immer leicht, aber rückblickend überwiegen die vielen kleinen anrührenden und schönen Augenblicke, die ich im Umgang mit sterbenden Menschen erfahren durfte und die mir das befriedigende Gefühl geben, mit meiner Arbeit etwas Sinnvolles zu tun." Gabriele K.

„Der plötzliche und unerwartete Tod meines Mannes war sicher ein Motiv für den Wunsch, Hospizarbeit zu machen. Es war so eine Art Wiedergutmachung, da ich ihn nicht begleiten konnte. Im Laufe meiner Tätigkeit zeigte sich dann aber, wie die tiefen Begegnungen mit sterbenden und trauernden Menschen mein Leben bereichern. Für mich ist Sterbebegleitung eine Möglichkeit, mich mit meiner eigenen Endlichkeit auseinander zu setzen." Brunhilde C.

„Als Hospizfrau im siebten Jahr tut es mir gut, mich immer wieder neu einzulassen: auf andere Menschen, Gegebenheiten und auf mich selbst; auf das Unsichtbare und Nichtmachbare; auf das Erkennen und Fördern meiner eigenen Begabungen; auf schmerzliche Erfahrungen und die Akzeptanz meiner eigenen Grenzen und Hilflosigkeit; auf ein Leben voller Dankbarkeit, größerem Bewusstsein und Vertrauen." Hildegard B.

3.4.2 Entwicklung und Aufgaben des Freiwilligenengagements

Nahezu alle Hospizgründungen sind auf dem Boden der Ehrenamtlichkeit entstanden. Wie in den USA entwickeln sich ihre Aufgaben im Hospizbereich auch hierzulande in zwei Phasen. Die *erste Phase* ist die Zeit der „Macherinnen". Das sind Ehrenamtliche (zumeist Frauen), die mit ihrer Energie, ihrem Engagement und ihrer Wärme dem Hospizgedanken zum Durchbruch verhelfen und die Hospizidee in den Gemeinden verankern. Sie sind es auch, die den Grundstein zur Etablierung von Hospizeinrichtungen – stationär wie ambulant – legen. Mit deren Gründung verändert sich aber die Rolle der Ehrenamtlichen, es beginnt eine *zweite Phase*: Die Arbeit muss nun von einem Team geleistet werden, das über vielfältige Kompetenzen verfügt. Es besteht aus bezahlten wie unbezahlten Mitarbeiterinnen und mutet den Ehrenamtlichen eine überaus schwierige Rollenveränderung zu. Sie sollen sich selbst zurücknehmen, stehen nicht mehr an der Spitze einer Bewegung, sondern sind Mitglieder eines Teams. Im Hospizteam sind sie die „*Fachleute für das Alltägliche*". Sie sind es, die durch Besuche und Gesprächsangebote den Betroffenen Unterstützung anbieten und sie emotional entlasten; sie sind es, die in die Familien gehen und auch handfest bei alltäglichen Aufgaben wie Hausarbeiten, Kochen, Erledigen von Einkäufen etc. helfen; und sie sind es, die die Zeit aufbringen und am Bett von Sterbenden sitzen, wenn diese sonst einsam und verlassen wären oder wenn Familien dies zur Entlastung benötigen. Ehrenamtliche sind es auch, die in Hospizen vielfach den Telefondienst leisten, an der Spendenwerbung beteiligt sind und die Öffentlichkeitsarbeit mittragen.

Zunehmend engagieren sich auch jüngere Menschen in der Hospizarbeit. Zum klassischen hospizlichen Ehrenamtstyp – weiblich, älter, gebildet, meist verrentet und finanziell abgesichert – kommen Jüngere hinzu. Diese sind oft medizinisch/pflegerisch geschult und greifen in der Ausübung des Ehrenamts auf genau diese Kenntnisse und Fähigkeiten zurück, wohingegen die älteren Frauen eher ihre Lebenserfahrung und Spiritualität als Kompetenzen einbringen. Betrachtet man allgemein die Entwicklung des *Ehrenamts*, also der freiwilligen, unbezahlten Hilfe, so zeigt sich seit Jahren ein einschneidender Wertewandel, der sich auch an den Hospizhelferinnen bemerkbar macht. Ihr Selbstverständnis und ihre Motivationen werden vielfältiger; zu klassischen Motiven wie Altruismus, selbstloser Hingabe, einem Selbstverständnis mit dienendem, auf Nächstenliebe fußendem Charakter, kommt ein buntes Set weiterer Motive (Goebel 2012; Schneider 2017). Heute wird soziales Ehrenamt zusätzlich getragen vom Bedürfnis der Engagierten, dass sich die Tätigkeit in das eigene Leben einpasst und diesem Sinn verleiht, dass die mit dem Amt verbundenen Aufgaben den eigenen Interessen und Stärken entsprechen und diese auch weiter ausbauen. Dankbarkeit und das Vertrauen, das ihnen von den Hospizgästen und deren Angehörigen entgegengebracht wird, sind ebenso wichtige Motivatoren. Viele Ehrenamtliche verstehen ihren Einsatz als einen solidarischen Beitrag zu einer Wertegemeinschaft. Auch eigene negative Erfahrungen beim Miterleben des Sterbens eines nahestehenden Menschen – in der Zeit vor Aufnahme des Ehrenamts – sind ein Grund, sich in der Sterbebegleitung einzubringen. Die Auseinandersetzung mit der Thematik Sterben, Tod, Trauer wird von Ehrenamtlichen deshalb positiv gewertet und explizit gesucht und auch als Anlass für persönliche Weiterentwicklung aufgefasst (Schuchter et al. 2018; Goossensen/Sakkers 2019).

Dies gibt wichtige Hinweise für das „Management von Ehrenamtlichen in der Sozialen Arbeit“ (Rosenkranz/Weber 2002), umfassend sei auf den „Deutschen Freiwilligensurvey“ verwiesen (Simonson et al. 2016). Freiwillige wünschen, innerhalb des Teams eine sichere Rolle mit entsprechender Anerkennung zu finden, d. h. von den Hauptamtlichen ernst- und wahrgenommen zu werden. Um Enttäuschungen vorzubeugen, sind Motivation und Ziele bereits in Vorgesprächen sorgfältig abzuklären. Dies kann im Einzelfall durchaus zur Erkenntnis führen, dass eine Tätigkeit im Hospiz nicht ratsam wäre. Im Übrigen gibt es innerhalb der Hospizarbeit unterschiedliche Tätigkeits- und Einsatzbereiche und damit die Chance, den Einsatz auf die Wünsche der Helfenden abzustimmen (Klie et al. 2019).

Die Schulung für freiwillige Helferinnen wird von nahezu allen Hospizinitiativen sehr ernst genommen. Manchmal geschieht sogar zu viel des Guten, wenn z. B. vor den Beginn der Tätigkeit eine allzu ausführliche Vorbereitungsphase tritt und die Schwelle für den Einsatz übermäßig erhöht wird. In nordamerikanischen Hospizen, die ihr Bildungsangebot wissenschaftlich begleiten, bewähren sich *kontinuierliche Begleitangebote*. Ziel soll es sein, den drei wichtigsten Anliegen der Freiwilligen gerecht zu werden: dem Wunsch nach *Selbstentfaltung*, nach *Selbstpflege* und nach *Unterstützung* bei der Bewältigung eigener Ängste. Wenn die Vorbereitung und Begleitung der Helfer auf dieser Grundlage erfolgen, kann ihre Tätigkeit ebenso ertragreich für sie selbst wie für diejenigen werden, die sie betreuen. Indem sie sterbenden Menschen in ihren Ängsten und Nöten beistehen, haben sie die Chance, auch selbst eine bessere Form des Umgangs mit eigener Trauer und eigenen Ängsten zu erwerben.

3.5 Thesen zur Fortbildung

Sterbebegleitung ist keine Wissenschaft, sie sollte zuvörderst in Familie und Nachbarschaft erfolgen. Eine einfache aber sehr wirkungsvolle Form der Ermutigung sind sogenannte Letzte-Hilfe-Kurse. Wie die bekannten Erste-Hilfe-Kurse wollen sie in die Breite der Gesellschaft wirken und möglichst viele Menschen erreichen, hier: um Bürgern Mut zu machen am Sterbebett auszuharren und ihnen zu vermitteln, was am Ende des Lebens noch wohltuend getan werden kann.

Die minutiös ausgearbeiteten Kursmodule lauten:

- Sterben ist ein Teil des Lebens
- Vorsorgen und Entscheiden
- Körperliche, psychische, soziale und existenzielle Nöte
- Abschied nehmen vom Leben

(Bollig et al. 2016; Preim 2019).

Aufschlussreich sind folgende Thesen:
1. These: *Zur Sterbebegleitung ist grundsätzlich jeder Mensch befähigt, und jeder sollte diese Befähigung im Alltag nutzen.* Leider könnte der falsche Eindruck entstehen, dass die Begleitung nur von denen geleistet werden kann, die über eine entsprechende Ausbildung verfügen. Dies wäre fatal, weil Sterbebegleitung zunächst Alltagshandeln ist und wieder werden sollte. Wenn die Schwelle für Sterbebegleitung durch Vorschaltung einer Fortbildung erhöht wird, besteht die Gefahr, die Allgemeinheit auszuschließen.

2. These: *Bildungsarbeit dient der Qualitätssicherung in der Sterbebegleitung nach innen (bezogen auf die helfende Person) und nach außen (bezogen auf die sterbende oder trauernde Person).* Hospizmitarbeiter wenden sich nicht in völliger Eigeninitiative sterbenden oder trauernden Menschen zu, sondern tun dies im Auftrag einer Institution. Diese übernimmt dabei Verantwortung in zwei Richtungen: Gegenüber dem Sterbenden i. S. einer Qualitätskontrolle und gegenüber dem Helfenden i. S. einer verantwortlichen Unterstützung.

3. These: *Fortbildung in der Sterbebegleitung setzt Kräfte bei den Helfenden frei.* Elisabeth Kübler-Ross (1971) betont, dass angemessene Bildungsarbeit in diesem Kontext immer die ganze Person des Helfenden einbeziehen muss. Sterben, Trauer und Tod sind Themen, die jeden Menschen existenziell betreffen – auch jeden Helfenden. Bei dem, der eigene schwere Verlusterfahrungen nicht verarbeitet, wird die unbewusste Bindung an den Schmerz Kräfte absorbieren und blinde Flecken bei der Wahrnehmung der Nöte anderer erzeugen. Fortbildung kann die oft verdrängten Gefühle „bewegen“ und Kräfte freisetzen, die der Helfende für sein eigenes Leben ebenso nutzen kann wie für die Arbeit mit Sterbenden.

4. These: *Fortbildung für Hospizmitarbeiter dient der Angstbewältigung.* Die Begegnung mit sterbenden oder trauernden Menschen ist stets eine Konfrontation mit der Angst vor dem eigenen Tod. Mitarbeiterinnen in Hospizen sollten um die eigenen Ängste wissen. Sie werden geschult, ihre Angst angesichts der Ängste Sterbender nicht zu verdrängen, sondern mit der nötigen Wachheit wahrzunehmen. Bildungsarbeit kann dabei nur unterstützen. Methodisch gibt es unterschiedliche Wege, z. B. die *Sterbemeditation* (Simonton 2001; Tausch, Tausch 1985) und andere Formen der Selbsterfahrung, die von Kübler-Ross und ihren

Schülern eingeführt wurden. Später ergänzt z.B. durch Biografiearbeit (Steinbach 2018).

5. These: *Bildungsarbeit für Menschen, die Sterbende begleiten, ist Entwicklungschance und Lohn der Tätigen.* Tatsächlich ist Fortbildung (wie jede Bildung) auch in der Sterbebegleitung so etwas wie eine Belohnung, weil sie Kräfte freisetzt (3. These) und zu einem freieren Leben im Angesicht des Todes befähigt (4. These). Dies ist speziell für die Arbeit der freiwilligen Begleiterinnen bedeutsam, die ja (noch) keine materielle Entlohnung für ihre Arbeit erhalten.
Inneres Wachstum und eigene Entwicklung können in der Sterbebegleitung durch Fortbildung und Qualifizierung behutsam gefördert werden (Müller/Heinemann 2015). Das gilt ebenso für die Trauerbegleitung, wie die vom Bundesverband definierten Qualifikationsstandards belegen (Kap 3.2.2). Nur hingewiesen sei hier auf die besonderen Belange einzelner Gruppen, denn „Männer trauern anders“ (Achenbach 2019) und für behinderte Menschen ist die „Teilhabe am Lebensende“ (Bessenich 2019) eigens zu gewährleisten.

4 Rechtliche und politische Aspekte

Hospizarbeit ist in das öffentliche Meinungsklima und die gesetzlichen Regelungen eingebunden, denen sie Rechnung tragen muss, die sie aber auch beeinflussen und mit dem Ziel einer humanen und empathischen Sterbekultur mit gestalten will. Zu ihrer Verwirklichung kann und sollte auch der „aktivierende Sozialstaat" beitragen. Stets geht es dabei um mitmenschliche Solidarität und Eigenverantwortung, um das Zurückdrängen von Außensteuerung und die Stärkung der Selbstbestimmung. An der Sterbehilfe scheiden sich allerdings die Geister. Deshalb wird – ohne der ethischen Diskussion vorzugreifen (Kapitel 7) – die Rechtslage zur Sterbehilfe skizziert. Weil der Hospizgedanke dem Euthanasiegedanken diametral gegenübersteht, werden anstelle der aktiven Lebensbeendigung alle Formen der Schmerzlinderung und Symptomkontrolle unterstützt – fragwürdige lebensverlängernde Maßnahmen werden jedoch abgelehnt. Sofern die Willensbekundung im Verlauf des Sterbeprozesses nur noch eingeschränkt oder überhaupt nicht mehr möglich ist, können und sollten bei klarem Bewusstsein entsprechende Vorausverfügungen getroffen werden.

4.1 Sterben und Tod als soziales Thema

Sterben und Tod sind nicht nur höchst persönliche, sondern unvermeidlich auch soziale Themen, weil immer andere Menschen und die Gesellschaft mit betroffen sind. Das mag auch die eigentümliche Spannung zwischen Tabuisierung (Verdrängungshypothese) und Faszination des Todes (Angstbewältigungshypothese) erklären. Der Umgang mit dem Tode ist zu einem wesentlichen Teil religiös-kulturell geprägt (Kumpitsch 2015), wobei Rituale verschwinden und neue entstehen können. Angesichts der Verrechtlichung vieler Lebensbereiche stellt sich auch für diesen Teil des Lebens die Frage nach der richtigen Balance von gesetzlichem Schutz und bürokratischer Reglementierung.

4.1.1 Todesvorstellungen und Bewältigungsrituale

Die Vorstellungen von einem humanen Umgang mit sterbenden und trauernden Menschen sowie vom konkreten Regelungsbedarf in der Situation des Lebensendes mögen subjektiv verschieden sein, dennoch gibt es Konstanten, die anthropologisch und kulturell begründet sind. Die Grenzen menschlicher Rationalität zu akzeptieren, fällt aber dem modernen Menschen schwer, und so wird die anthropologische Wahrheit, dass jeder Hilfe braucht, um mit der Todestatsache fertig zu werden, gern verdrängt oder verlagert. Allerdings kann die existenzielle Auswirkung auf das Individuum und die Gemeinschaft nicht wirklich negiert werden. In interkulturellen Studien werden z. B. Strategien zur individuellen und kollektiven „Bewältigung" des Sterbens, Mythen über die Entstehung und die Deutung des Todes, Todesvorstellungen, Begräbnisriten und Trauerrituale berichtet, die innere Gemeinsamkeiten aufweisen. In den meisten Kulturen wurde und wird der Tod rituell geregelt, d. h. es gibt vorgeschriebene Verhaltensabläufe, die den Tod zumeist als Übergang in einen anderen Zustand oder eine andere Welt begreifen. Damit wird der Tod in den Lebenslauf eingeordnet (Feldmann 2010). Wie bei anderen krisenhaften Übergängen von einer Identität zu einer neuen, z. B. vom Mädchen zur Frau, sollen Rituale (rites de passage) sicherstellen, dass der Übergang gelingt: Der Ritus konstituiert die neue Identität. Das Ritual stellt wesentliche Elemente sittlichen Handelns, sozialer Zugehörigkeit und sinnerfüllten Daseins sicher. Das kulturanthropologisch gut erforschte Konzept der Übergangsriten bzw. Statuspassagen besitzt auch für die Beschreibung von Sterbeprozessen Erklärungswert. Der oft beschriebene und manchmal beklagte Wandel der Todesvorstellungen und -rituale ist nur auf den ersten Blick ein Gegenargument. Bei aller Veränderung im Detail ist doch die psychosoziale Bedeutung von Riten unbestritten (Brentrup/Kupitz 2015; Wittwer 2014).

Rituale als Bewältigungsstrategie gegenüber der beunruhigenden Todestatsache beinhalten zwei wichtige Elemente: Sie erzeugen um den Tod herum Gemeinschaft und Öffentlichkeit, d. h. der Einzelne ist nicht allein gelassen, und sie bewirken eine gewisse Verhaltenssicherheit. „Nebenbei" wird damit auch der Umgang mit dem eigenen Sterben und Tod vorbereitet. Von solchen überkommenen, hilfreichen Ritualen ist im Laufe des 20. Jahrhunderts das meiste verloren gegangen. Wenn der vorherrschende Bewältigungsmechanismus aber im Verheimlichen des Sterbens und im Verbergen sterbender Menschen besteht, scheint die Angst außer Kontrolle geraten zu sein, d. h. der moderne Mensch braucht neue Formen der Hilfe, um damit besser zurechtzukommen. Wenn mit der Erosion ritueller Bewältigung auch die angstlösende Wirkung schwindet, können moderne medizinische Behandlungsformen und auch der kodifizierte Umgang mit Sterbenden, Toten und Trauernden durchaus als „Ritualersatz“ aufgefasst werden.

Dies mag ein Teil der Erklärung für die beschriebene Medikalisierung und Experten(herr)schaft der Medizin sein und ebenso für die starke Verrechtlichung und Bürokratisierung des modernen Lebens. Beides schafft eine gewisse Sicherheit in der „neuen Unübersichtlichkeit“ (Jürgen Habermas) und ersetzt soziale Verbindlichkeiten, die im Modernisierungsprozess verloren gingen – ohne allerdings auf die existenzielle Ungesichertheit des Menschen befriedigend zu antworten. Medizin und Recht sind im Übrigen ihrerseits wegen ihrer Bedeutung für die Entwicklung des modernen Staates (Öffentliche Gesundheit), aber auch im Eigeninteresse (Professionalisierung und staatliche Lizensierung) stark aufeinander bezogen. Grund genug, die rechtlichen Aspekte im Kontext der Hospizarbeit genauer zu betrachten (Gesetze in DHPV, o. J.).

4.1.2 Schutzrechte und bürokratisches Reglement

Auf den ersten Blick mag das Ausmaß, in dem Sterben und Tod reglementiert sind, überraschen. Alle wichtigen Rechtsgebiete tragen ihren Teil dazu bei. Genauer wären öffentlich-rechtliche, privatrechtliche, strafrechtliche und sozialrechtliche Dimensionen zu unterscheiden. Man denke z. B. an krankenkassenrechtliche, melderechtliche, hygienerechtliche oder strafrechtliche Vorschriften für die Untersuchung eines Toten und den Umgang mit dem Leichnam – bis hin zu satzungsrechtlichen Bestattungsgrundsätzen der Kommune. Dass dadurch die Würde der Beteiligten und der Prozess des Abschiednehmens zumindest gefährdet sind, wird kaum bemerkt. Andererseits sind rechtliche Regelungen selbstverständlich notwendig, da sie Missbrauch und Entwürdigung gerade verhindern und auch eine gewisse Verhaltenssicherheit bewirken sollen.

Hospizlich relevante Vorschriften finden sich z. B. im Strafgesetzbuch (StGB) im Hinblick auf Sterbehilfe, im Betäubungsmittelgesetz (BtMG) im Zusammenhang mit Schmerztherapie, im Heimgesetz zur Ausstattung und Organisation eines Hospizes, im Bürgerlichen Gesetzbuch (BGB) zur Geschäftsfähigkeit, im Betreuungsgesetz (BtG) für

Patienten mit eingeschränkter Selbstbestimmungsfähigkeit, im Sozialgesetzbuch (SGB) bezüglich der Kostenregelung, Finanzierung und Qualitätssicherung. Nicht immer sind sie für die Hospizarbeit hilfreich, manchmal eher hinderlich, so z. B. die Bestimmungen des Betäubungsmittelgesetzes, die eine wirkungsvolle Schmerztherapie noch immer erschweren, oder die Vorschriften des Heimgesetzes, das in teilweise untauglicher Analogie auch für Hospize gilt. Bürokratische Regelungen, die Abläufe reglementieren und standardisieren, sind von gesetzlich umrissenen Spielräumen, die Raum lassen für individuelle Ausgestaltung, zu unterscheiden. Sofern sie eine gewisse Verhaltenssicherheit verbürgen, können sie sogar als Ritualersatz betrachtet werden. „Es scheint so, als hätten die Menschen an der Jahrtausendwende erkannt, dass zu einem guten Sterben und einem rechten Tod neue Rituale gehören, die nicht einfach eine Wiederbelebung von Altem sein können. Zu diesen … gehört ein ganz spezieller Umgang mit dem Sterben, den man als einen Versuch der ‚Verrechtlichung' der Sterbephase bezeichnen könnte“ (Klie/Student 2011, 8).

Dazu zählt der Versuch, mithilfe des Rechts einen Teil der verloren gegangenen Sicherheit und Entscheidungsfreiheit im Sterbeprozess wieder zu gewinnen. Konkret bedeutet das, wer auf die Beachtung seines Willens in der Sterbephase Wert legt, kann in rechtlicher Form Vorsorge treffen. Auf diese Weise können Verfügungen und Vollmachten „ritualisiert“ werden, die dem eigenen Sterben mehr Würde, mehr Selbstbestimmung, mehr Zuversicht geben und damit auch die Angst vor dem Ungewissen mindern. Gleichzeitig wächst aber das Risiko, dass mit dem „Ritual“ einer Patientenverfügung oder Vorsorgevollmacht unterschwellig die aktive Sterbehilfe gefördert wird, weil mit der Betonung der Selbstbestimmung auch der „selbstbestimmte Tod“ und damit die „Normalisierung der Euthanasie“ folgen könnte. Der Hospizgedanke und damit die hospizliche Sozialarbeit betonen demgegenüber den Wert des Lebens auch am Lebensende und setzen sich für Menschenwürde und Solidarität in dieser letzten Lebensphase ein, weil für sie die „Tötung auf Verlangen“ keine akzeptable Lösung wäre, sondern eine Kapitulation vor der Herausforderung eines guten Sterbens (Student/Napiwotzky 2011; Maio 2014).

4.2 Sterbebegleitung anstelle von Sterbehilfe und Euthanasie

„Sterbehilfe“ ist ein schillernder Begriff, der für sehr unterschiedliche, ja gegensätzliche, Intentionen verwendet wird. Einem Menschen beim Sterben zu „helfen“ kann bedeuten, ihn einfühlsam zu begleiten oder auch ihn umzubringen. Leider ist im Sprachgebrauch immer häufiger das Letztere mit dem Begriff Sterbehilfe gemeint. Deshalb wird die mitmenschliche Begleitung im Sterbeprozess sprachlich eindeutiger als *Sterbebegleitung* oder *Sterbebeistand* bezeichnet, eine Haltung, die aller Hospizarbeit zugrunde liegt, ganz im Gegensatz zur Sterbehilfe i. S. einer gezielten Abkürzung des Lebens. Zum Hintergrund der Sterbehilfediskussion gehört die Psycho- und Soziodynamik der Beteiligten und auch die Rechtslage, während „Sterbebegleitung als sozialpädagogisches Handlungsfeld“ (Wasner/Pankofer 2020) gesondert zu betrachten ist (Kapitel 3 und 6).

4.2.1 Zur Psychodynamik und Soziodynamik der Sterbehilfe

Weshalb Menschen in helfender Absicht bereit sind, sterbende Menschen indirekt oder direkt zu töten, obwohl es andere Möglichkeiten der Hilfe gibt, lässt sich nicht nur durch einen Mangel an Kenntnissen und Fähigkeiten erklären. Es führt vielmehr ins Zentrum der Auseinandersetzung mit der eigenen Sterblichkeit, die *Angst vor dem Tod*. Sozialpsychologische Untersuchungen zeigen, dass diese Angst – jedenfalls in ihren unbewussten Anteilen – keinen Menschen ausspart, sondern geradezu ein Kennzeichen des Menschseins ist (Renz 2005). Sie geht auch durch wiederholten Umgang mit Sterbenden und Trauernden nicht verloren. Erreichbar ist nur eine bessere Bewältigung der Ängste, nicht ihre Überwindung. Angesichts der Wahrnehmung des Todes prallen im Menschen zwei Impulse aufeinander: Ein vitaler Überlebenswille, der instinktiv alles daran setzt, das Leben zu erhalten, kollidiert mit der spezifisch menschlichen Fähigkeit, den eigenen Tod zu denken – und damit zu wissen, unser Instinkt wird eines Tages der Realität unterliegen.

Mit dieser Existenzangst hatten die Menschen zu allen Zeiten ihre Mühe. Offenbar wird ein wesentlicher Teil der psychischen Energie benötigt, um damit leben zu können. Auf solchen Bewältigungsstrategien beruht auch ein Teil des kulturellen Schaffens ganzer Epochen (Condrau 1991; Wittwer 2014). Nach dem Verlust von Ritualen verbleibt als letzte Strategie der Angstbewältigung die *Verdrängung der Sterblichkeit* aus dem Bewusstsein – und mit ihr die Verdrängung von sterbenden und trauernden Menschen aus der Öffentlichkeit. Paradoxerweise erhöht dies aber auf Dauer den Angstpegel, weil das „Fremdgewordene" die eigene Unsicherheit erhöht. Die Reaktionsmuster Flucht und Angriff können sich im Angesicht des Todes dann als *Fluchttendenzen* und als *aggressives Verhalten* zeigen. Gerade die nur mittelbar Betroffenen wählen als Abwehrstrategie vielfach den Weg des Rückzugs (Flucht), der wesentlich die Einsamkeit des Sterbens in der Gesellschaft bedingt (Elias 1982; Engelke 2012 und 2015).

Das Sterben im 20. Jahrhundert wird zusätzlich durch die *Veränderung der Todesursachen* bedrohlich. Immer weniger akute und immer mehr chronische Erkrankungen führen zum Tod, nach einem oft langen Leiden. Dies erhöht die *Angst* vor solch einem mühseligen Sterben. Es sind also zwei konkrete Befürchtungen, in denen sich die Angst vor dem Tod manifestiert: Furcht vor *Einsamkeit* sowie Furcht vor unerträglichen *Schmerzen*. Sie betreffen aber nicht nur den Sterbenden, sondern rühren auch bei den Menschen im sozialen Umfeld und bei den Helfenden an eigene Ängste und mobilisieren Energien zur Angstvermeidung, u. a. mit dem Versuch, *Macht über die ängstigende Ursache* zu erlangen. Aber Sterben und Tod werden auch dadurch definiert, dass sie sich der Bemächtigung durch den Menschen entziehen. Die Angst vor dem Tod ist die Angst vor dem Unkontrollierbaren. Hier treffen möglicherweise die Bedürfnisse des Sterbenden und der Mitmenschen in dem Bemühen zusammen, Macht über eine Situation zu bekommen, die auf erschreckende Weise menschliche Ohnmacht vorführt. Wenn keine andere Möglichkeit der Angstbewältigung mehr zur Verfügung steht und Flucht oder Vermeidung nicht mehr realisierbar sind, dann wird der aggressive Weg gewählt und der Tod mit dem Tod bekämpft. Den eigenen Tod vorzeitig herbeizuführen wird dann zum letzten Ausweg, sich einem aufgezwungenen Geschick zu entziehen. Ein Hinweis darauf ist die Häufung suizidalen Verhaltens im Alter sowie die anhaltende Diskussion über aktive Sterbehilfe.

Der Wunsch, der Isolation und den Beschwerden im Sterben auszuweichen, führt viele schwerstkranke Menschen in suizidale Krisen. Den Betroffenen erscheint der selbst aktiv herbeigeführte Tod die erträglichere Lösung (Monforte-Royo et al. 2012). Analoges gilt für den Menschen, der in unerträglicher Weise durch das Sterben eines anderen geängstigt wird, auch für ihn scheint das Töten ein Weg zu sein, um die unerträgliche Machtlosigkeit – wenigstens für kurze Zeit – zu überwinden. Hier liegt einer der Gründe für die Allianz zwischen sterbenden Menschen und jenen Helfern, die im „vorgezogenen Tod“ einen Machtgewinn über Sterben und Tod erhoffen (Mühlum 2016). Aktive Sterbehilfe durch Helfende ist, trotz gesetzlichen Verbots, keine Seltenheit, wie sporadische Serientötungen sterbenskranker Menschen in Kliniken und Pflegeheimen zeigen. Dieser Tötungswunsch ist umso belastender, als keine sicheren Gegenmittel bekannt sind. Allerdings bietet die Hospizbewegung Gegenstrategien an: Wenn es sterbenden Menschen ermöglicht wird, arm an Beschwerden in einer Umgebung zu sterben, in der ein Höchstmaß an Geborgenheit besteht, verringert das bei allen Beteiligten den Druck zur Selbst- oder Fremdtötung. Das genau macht den qualitativen Unterschied der Sterbebegleitung gegenüber der Sterbehilfe aus (Brand 2015).

4.2.2 Sterbehilfe oder Lebenshilfe?

Die Frage nach Sterbehilfe oder Lebenshilfe ist keine rhetorische Frage, sondern buchstäblich eine Frage „auf Leben und Tod“. Zwar sprechen sich viele Befragte für Suizidassistenz und aktive Sterbehilfe aus, aber wissen weder, wie die Situation sein wird, wenn sie einmal schwer krank sein werden, noch kennen sie die Möglichkeiten moderner Schmerztherapie und Palliativmedizin. Die Hospiz-Erfahrung zeigt: Bei palliativer Versorgung und hospizlicher Begleitung schwindet der von Angst gesteuerte Wunsch nach Sterbehilfe und ermöglicht ein Leben in Würde bis zuletzt. Aktive Sterbehilfe erscheint demgegenüber als „ethische Resignation“ (Maio 2014; Borasio 2019).

„Eine Gesellschaft, die den Selbstmord nicht mit Bestürzung auffasst, sondern ihn als nachvollziehbare Tat deklariert, läuft Gefahr, auch andere Menschen in den Tod zu schicken (…) Eine Gesellschaft, die es für vernünftig hält, wenn man im Angesicht von Krankheit Hand an sich legt, ist gefährlich. Denn sie wird zahlreiche Menschen, die mit sich hadern und daran zweifeln, ob ihr Leben noch wertvoll ist und ob sie nicht etwa nur noch zur Last fallen, erst recht in die Verzweiflung treiben“ (Maio 2014, 175).

Contra Sterbehilfe

1. Aktive Sterbehilfe ist in Deutschland und den allermeisten Ländern aus gutem Grund verboten.
2. Jede Aufweichung des Tötungsverbotes kann weitere „Ausnahmen" nach sich ziehen.
3. Sterbehilfe verändert die Einstellung zum Töten und vergiftet das gesellschaftliche Klima: Alte und Schwerkranke werden mit Selbstentwertung reagieren.
4. Ärztlich assistiertes Töten wäre ein Tabubruch und eine Pervertierung des ärztlichen Ethos.
5. Sterbehilfe und Suizidbeihilfe setzen Entscheidungen über lebenswertes und ‚unwertes' Leben voraus.
6. Der Wunsch zu sterben ist oft ein Hilferuf, nicht „auf diese Weise" weiterleben zu wollen.

Fazit: Die Angst, einsam, verlassen, schmerzgeplagt sterben zu müssen – das Hauptmotiv der Sterbehilfe – ist Dank hospizlich-palliativer Hilfen überwindbar.

Pro Lebenshilfe

1. Das Leben soll weder unnötig verlängert noch aktiv verkürzt werden.
2. Sterben ist ein Teil des Lebens, der besonderer Zuwendung bedarf.
3. Sterbende sollen möglichst schmerzfrei und umsorgt bis zum natürlichen Ende leben können.
4. Es ist besser, „an der Hand" als „durch die Hand" eines Menschen zu sterben.
5. Hospizarbeit und Palliativmedizin dienen einer „Kultur des Lebens" und müssen weiter ausgebaut werden.
6. Sterbebegleitung kann trotz Leiden und begrenzter Lebenszeit Dankbarkeit für das Leben in dieser Situation wachsen lassen.

Fazit: Am Umgang mit Sterben und Tod entscheidet sich der Selbstanspruch einer humanen Gesellschaft.

4.2.3 Rechtslage und juristische Sterbehilfediskussion

Die Angst vor einem langen, qualvollen Sterben, unerträglichen Schmerzen und Kontrollverlust sowie davor, anderen zur Last zu fallen, kann dazu (ver-)führen, in einer schnellen Beendigung des Lebens die „Lösung“ – im doppelten Sinn des Wortes – zu sehen. Eine Lösung, die zudem den Charme der Selbstbestimmung und das Argument des ökonomischen Nutzens für sich hat und deshalb auch öffentlich Fürsprecher findet. Während in Deutschland nicht zuletzt aufgrund des Missbrauchs im Nationalsozialismus Begriff und Praxis der Euthanasie noch überwiegend abgelehnt werden, gibt es in den Benelux-Staaten und der Schweiz gesetzliche Regelungen, die auf Straffreiheit und sogar eine moralische Rechtfertigung der Sterbehilfe hinauslaufen. Ohne hier den ethischen Diskurs zu entfalten (Kapitel 7), sei die Rechtslage und die juristische Sterbehilfediskussion (Woellert / Schmiedebach 2008; Klie / Student 2011) kurz skizziert.

Aktive Sterbehilfe oder Euthanasie i. e. S. bedeutet die Beendigung schweren Leidens oder des Sterbens bei aussichtsloser Prognose durch gezielte Tötung, z. B. Verabreichung einer Injektion. Sie ist in Deutschland verboten, auch wenn der Patient ausdrücklich darum bittet. Strafrechtlich handelt es sich in diesem Fall um „Tötung auf Verlangen“ (§216 StGB). Auch wenn die Abgrenzung gegenüber der „passiven“ Sterbehilfe schwierig und oft strittig ist, macht die Unterscheidung hinsichtlich der moralischen und strafrechtlichen Beurteilung durchaus Sinn. Der Deutsche Juristentag kam im Jahr 2000 zu folgendem Ergebnis: Die Selbstbestimmung am Leben steht dem Recht auf Leben gleich, begründet aber keinen Anspruch auf direkte und auf Tötung abzielende Eingriffe zur Lebensbeendigung, d. h. die aktive Sterbehilfe bleibt auch dann unzulässig, wenn der Patient es ausdrücklich wünscht.

Indirekte Sterbehilfe ist die lindernde Behandlung eines schwerkranken oder sterbenden Menschen nach anerkannten Regeln der ärztlichen Kunst, bei der das Risiko in Kauf genommen wird, unbeabsichtigt seinen vorzeitigen Tod zu bewirken – auf der Grundlage seines erklärten oder mutmaßlichen Willens. Dieses Vorgehen ist straffrei, allerdings ist die Reichweite der Zulässigkeit strittig. Grundsätzlich gilt eine durch „aktives Handeln herbeigeführte, vorsätzlich bewirkte Lebensverkürzung“ als Totschlag (§212 StGB) oder als Tötung auf Verlangen (§216 StGB).

Passive Sterbehilfe ist das Unterlassen oder der Abbruch lebenserhaltender medizinischer Maßnahmen, wenn die Krankheit bei aussichtsloser Prognose einen tödlichen Verlauf nimmt und der Tod in kurzer Zeit zu erwarten ist. Weil der Sterbevorgang definitiv schon einsetzte, darf auf lebensverlängernde Maßnahmen verzichtet werden, ohne die pflegerische Grundversorgung zu beeinträchtigen. Erfolgt die passive Sterbehilfe entgegen dem Wunsch des Patienten, machen sich Personen mit Garantenstellung (Arzt, Pfleger, Sozialarbeiter) der *Tötung durch Unterlassen* schuldig; liegt keine Garantenstellung vor, handelt es sich um *unterlassene Hilfeleistung* (§323c StGB)).

Behandlungsabbruch zeigt grundsätzlich Überschneidungen zur passiven Sterbehilfe. Behandlungsabbruch i. e. S. bezeichnet – im Unterschied zur passiven Sterbehilfe – die Beendigung von Behandlungsmaßnahmen, wenn der Sterbeprozess noch nicht, zumindest nicht irreversibel, eingetreten ist. Der Behandlungsabbruch ist nach herrschender Meinung zulässig, wenn dafür eine wirksame Einwilligung des Kranken vorliegt. Falls der aktuelle Wille nicht mehr artikuliert werden kann, gilt der mutmaßliche Wille (Vorausverfügungen Kapitel 4.3).

Beihilfe zum Suizid: Die Selbsttötung und der Versuch sind nicht strafbar – was bis ins 20. Jahrhundert hinein keineswegs selbstverständlich war. Dasselbe gilt für die Beihilfe. *Beihilfe zum Suizid* ist von der Tötung auf Verlangen zu unterscheiden, da die „Tatherrschaft" beim Suizidanten liegt, also dessen Entschluss und eigene Verantwortung bis zum Schluss erhalten bleiben. Suizidhandlungen nehmen im höheren Lebensalter und besonders ausgeprägt bei Männern zu. Vermutlich gibt es kaum ein langsames Sterben ohne Suizidgedanken. Cicely Saunders (1993) unterschied beim Wunsch todkranker Menschen nach Sterbehilfe drei Ebenen, auf denen die Helfenden Antworten suchen müssen: (1) als Kommunikationsmotiv, d. h. sich einsam zu fühlen und über das Thema Sterben sprechen und gemeinsam nachdenken zu wollen; (2) als Ausdruck des Unglücklichsein, also mit der augenblicklichen Lage *so* nicht weiterleben zu wollen, z. B. wegen körperlicher oder seelischer Beschwerden; (3) nur in Ausnahmefällen bedeute der Wunsch wirklich „töte mich". Mit diesem Wunsch respektvoll umzugehen, ohne den Betroffenen zu exekutieren, und ihn in seiner Not ernst zu nehmen und ihm auf seinem emotional qualvollen Weg Nähe und Geborgenheit zu geben, ist die hospizliche Antwort. Wie sich zeigt, gelingt es dann meist gemeinsam, die Ursachen des Suizidwunsches zu entdecken und die Suizidalität zu lösen.

Nach dem „Gesetz zur Strafbarkeit der geschäftsmäßigen Förderung der Selbsttötung" vom 6.11.2015 ist Suizidbeihilfe in Einzelfällen weiterhin möglich, nicht jedoch in organisierter Form.

§ 217 StGB: (1) Wer in der Absicht, die Selbsttötung eines anderen zu fördern, diesem hierzu geschäftsmäßig die Gelegenheit gewährt, verschafft oder vermittelt, wird mit Freiheitsstrafe bis zu drei Jahren oder mit Geldstrafe bestraft. (2) Als Teilnehmer bleibt straffrei, wer selbst nicht geschäftsmäßig handelt und entweder Angehöriger des in Absatz 1 genannten anderen ist oder diesem nahesteht (Deutscher Bundestag 2015).

Hospizverbände sind überzeugt davon, dass niemand den Weg der Selbsttötung gehen muss, wenn zwei Voraussetzungen verlässlich erfüllt sind: Eine fachlich hochqualifizierte Palliativversorgung und eine fürsorgliche hospizliche Begleitung. Zwar kann das Sterben eines Nahestehenden so leidvoll erlebt werden, dass man selbst diesen Weg am liebsten vermeiden und den Sterbeprozess ‚überspringen' möchte. Die konkret geäußerten Ängste vor übermäßigen Schmerzen, Verlassenheit oder Belastung der Angehörigen beziehen sich jedoch genau auf jene Phänomene, die hospizlich-palliativ beeinflussbar sind. Und hier schließt sich der Kreis: Das Gesetz zur Verbesserung der Hospiz- und Palliativversorgung (HPG 2015) geht aus gutem Grund der Regelung der Suizidbeihilfe (2015) unmittelbar voraus, und zwar nicht nur in zeitlicher Hinsicht. Es zielt u. a. auf die Verbesserung der ambulanten Palliativversorgung, die Förderung der Vernetzung, die Stärkung der Palliativpflege und der stationären Hospizversorgung sowie der ambulanten Hospizarbeit und der Hospizkultur in Pflegeeinrichtungen. Schließlich bestätigt auch der Weltärztebund (WMA) die Ablehnung des ärztlich assistierten Suizids und der Euthanasie (Weltärztebund 2019: Deklaration von Tiflis).

4.3 Vorausverfügung – Selbstbestimmung anstelle von Außenlenkung

Der moderne Mensch ist sich mehr als jemals zuvor in der Menschheitsgeschichte seiner Individualität bewusst. Die Gesellschaft fördert dies – z. B. in Erziehungsgrundsätzen – und eröffnet Verhaltensspielräume, die ebenfalls historisch ohne Beispiel sind. Gleichzeitig sind jedoch ein (medialer) Konformitätsdruck und Verhaltensnormierungen zu beobachten, die Zweifel an einem echten Zuwachs an Selbstbestimmung begründen. Der „außengeleitete Mensch" (David Riesman) ist zum Sozialtypus der Moderne geworden. Das ist nicht nur für das Leben, sondern auch für das Sterben als Teil des Lebens und damit für die Hospizarbeit bedeutsam. Die direkten und indirekten Beeinflussungsversuche müssen nicht dargestellt werden, die Zugriffsversuche von Medien, Politik, Wirtschaft und allen möglichen Ideologien sind bekannt. In bewusstem Gegensatz dazu wollen Hospizarbeit und Sozialarbeit ausdrücklich dem „ganzen Menschen" gerecht werden und seine Selbstbestimmung stärken. Vorausverfügungen für die Sterbephase sind dazu ein nützliches, aber keineswegs risikoloses Instrument (Maio 2014, 160 ff.). Sie werden als Patientenverfügung, Vorsorgevollmacht und Betreuungsverfügung dargestellt – mit kurzem Hinweis auf Advance Care Planning.

4.3.1 Patientenverfügung

Noch immer erleben alte und schwerkranke Patienten, dass ihre Wünsche nicht respektiert werden, dass mehr über sie als mit ihnen gesprochen wird, dass sie als Letzte von einer infausten Diagnose oder der Aussichtslosigkeit einer begonnenen Therapie erfahren. Manche unterwerfen sich einfach den „Autoritäten in Weiß", andere fühlen sich im Klinikalltag so entmündigt, dass sie selbst den verbliebenen Raum für Fragen oder Einwände nicht nutzen können. Hinzu kommt eine spezifische Form der „erlernten Hilflosigkeit" (Martin Seligman), die in totalen Institutionen eine besondere Rolle spielt. All dies wiegt umso schwerer, als die Fortschritte der Medizin ständig neue Möglichkeiten und damit neue Entscheidungszwänge mit sich bringen. So mag der herannahende Tod eines Menschen verzögert, seine Lebensqualität aber beeinträchtigt werden. Die Frage, ob eine solche Lebensverlängerung als Leidensverlängerung hingenommen werden muss, verschärft sich angesichts der Möglichkeit, dass Patienten in einen Zustand der Hilflosigkeit und Entscheidungsunfähigkeit geraten können, in dem sie zum Objekt des Handelns anderer werden und z. B. Eingriffe erleiden müssen, die sie eigentlich nicht wünschen. Dafür bietet sich eine *Patientenverfügung* an (fälschlich auch Patiententestament genannt).

Am 19.06.2009 wurde das Gesetz zur Regelung der Patientenverfügungen verabschiedet, um Rechtssicherheit im Umgang mit Patientenverfügungen zu schaffen und das Selbstbestimmungsrecht der Betroffenen zu stärken (§ 1901a BGB). So notwendig die Betonung der Autonomie des Einzelnen ist, bestehen doch bei der Anwendung solcher Verfügungen immer noch Unsicherheiten: Stimmt der einmal verfügte Wille im »Ernstfall« mit der Situation überein? Eine Patientenverfügung wird meist im Hinblick auf einen länger dauernden Sterbeprozess erstellt. Dass dieses Dokument auch in einer akuten Notfallsituation gültig wäre, ist den Ausfüllenden oft nicht bewusst. Es empfiehlt sich deshalb, zusätzlich einen Krisenbogen für solche Fälle beizufügen. Patientenautonomie und Fürsorglichkeit sollten vernünftig ausbalanciert werden – ohne das Recht auf Selbstbestimmung gegen das Recht auf Leben auszuspielen. Folgende Schritte sind nach Student zu empfehlen:

1. Schritt: Wir müssen über unsere Wünsche und Bedürfnisse am Lebensende nachdenken – nicht einmal, sondern immer wieder, d. h. es gilt vor allem zu klären: Wie möchte ich sterben?

2. Schritt: Wir müssen diese Überlegungen mit den Menschen, die uns nahe stehen, eingehend besprechen – nicht einmal, sondern immer wieder, vor allem mit dem behandelnden Arzt und mit Personen des Vertrauens.

3. Schritt: Wir tun gut daran, das Ergebnis dieser Gespräche schriftlich zu dokumentieren, was die eigentliche Patientenverfügung ist. Beratung und Aushändigung bzw. Hinterlegung des Dokuments werden dringend empfohlen, ebenso das Einbeziehen der bevollmächtigten Person.

4. Schritt: Wir sind darauf angewiesen, dass die Menschen, die Verantwortung für uns tragen, unsere Wünsche möglichst treffend erschließen können – aus der Kenntnis unseres Willens in gesunden Tagen –, weil auch die schriftliche Verfügung nur ein Anhaltspunkt sein kann, der in vielen Situationen nicht ausreicht.

5. Schritt: Wir sollten einen Menschen unseres Vertrauens dazu ermächtigen – falls wir uns selbst nicht mehr ausreichend äußern können – an unserer Stelle zu sprechen. Dazu bedarf es einer Vorsorgevollmacht oder alternativ einer Betreuungsverfügung (Student o. J., Stand 2020).

Grundsätzlich gilt für die Patientenverfügung: Je allgemeiner und abstrakter die Beschreibung des Willens, desto geringer die Verbindlichkeit. Deshalb sollte in der Verfügung zum Ausdruck kommen, welche Werte für den Verfasser hohe Verbindlichkeit haben, welche Behandlungsmaßnahmen in welchen Situationen gewünscht oder abgelehnt werden und unter welchen Umständen er eine Verlängerung des Lebens ablehnt. Inzwischen gibt es viele Vordrucke. Empfehlenswert sind z.B. die im Internet verfügbaren der Deutschen PalliativStiftung (Deutsche PalliativStiftung o. J., Stand 2020).

Advance Care Planning: In den USA hat sich eine Erweiterung des Konzeptes der Patientenverfügung verbreitet, das den Bedürfnissen der Betroffenen vielleicht besser gerecht wird. Dort spricht man von Advance Care Planning, deutsch „Dialogische Vorausplanung“ oder „Gesundheitliche Vorausplanung“ (Coors et al. 2015a). Der Kern dieser Vorsorgeform besteht darin, dass der Patient auf seinem Weg durch die Krankheit kontinuierlich von einem Team speziell kommunikativ geschulter Fachleute aus dem Gesundheitswesen (Ärzte, Pflegekräfte oder Sozialarbeiter) beratend begleitet wird. So wird es dem Kranken bei jeder Weiterentwicklung seines Leidens möglich, gut informiert darüber zu entscheiden, welche Behandlung und Fürsorge er sich jetzt wünscht – und welche nicht. Dieser kontinuierliche Anpassung- und Kpommunikationssprozess stellt sicher, dass die Wünsche des gut informierten Kranken zu jedem Zeitpunkt Gehör finden. Auf diese Weise gelingt es dann besser als mittels Patientenverfügung, auch im Fall der Bewusstlosigkeit oder einer dementiellen Erkrankung, valide Vermutungen darüber anzustellen, was der Betroffene sich jetzt wünscht, wovon er profitiert und was ihm gut tut (DHPV 2016).

4.3.2 Vorsorgevollmacht

Im Unterschied zur Patientenverfügung handelt es sich bei der Vorsorgevollmacht nicht (nur) um die Formulierung eines Willens, der auch in Zukunft gelten soll. Vielmehr soll eine andere Person das Recht erhalten, für den Patienten in verbindlicher Weise zu entscheiden. Der Bevollmächtigte vertritt also den Patienten gegenüber Vertragspartnern oder den Akteuren des Gesundheitswesens und hat das Recht, für ihn zu entscheiden, solange er dessen Willen und Wohl verfolgt. So kontrovers diese Art der Vollmacht rechtsphilosophisch lange Zeit war, ist sie doch mittlerweile im Zusammenhang des Betreuungsrechts entschieden (§ 1901c BGB). Bevollmächtigung und Vertretung sind ausdrücklich nicht nur für Rechtsgeschäfte (Vertragsrecht), sondern auch für die Heilbehandlung möglich. Eine solche Ermächtigung sollte in möglichst großer Klarheit und Eindeutigkeit ausdrücken, wie sich der „Vollmachtgeber" seine Vertretung wünscht.

Allerdings sollte klar sein, dass die Vollmacht sogar noch weiter reicht als die Patientenverfügung. Der Bevollmächtigte ist nicht nur an den mutmaßlichen Willen des Vollmachtgebers gebunden, er kann die Entscheidung für den Betroffenen selbst fällen. Deshalb kann es sinnvoll sein, z. B. mehrere Personen zu bevollmächtigen, sie gemeinsam entscheiden zu lassen oder sie für unterschiedliche Aufgabenbereiche vorzusehen, z. B. für Vermögensangelegenheiten und Gesundheitsfragen (Untervollmachten). Auch bestimmte Verfahrensweisen können verbindlich gemacht werden, z. B. in Fragen des Behandlungsabbruchs eine Art Beratungskonferenz, um eine gut durchdachte Entscheidung zu treffen. Soll die Vorsorgevollmacht Entscheidungen zur medizinischen und pflegerischen Behandlung umfassen, muss dies ausdrücklich formuliert sein. Eine „Generalvollmacht" reicht nicht aus. Überdies muss bei besonders schwerwiegenden Entscheidungen auch der Bevollmächtigte wie ein gesetzlicher Betreuer die Genehmigung des Vormundschaftsgerichts einholen. Das ist keineswegs nur als Kontrolle zu verstehen, sondern auch als entlastende Legitimation, weil eine Entscheidung mit überprüft und mit getragen wird.

Bei einer Bevollmächtigung von Angehörigen oder Freunden ist zu bedenken, dass sie sowohl ein Vertrauensbeweis als auch eine Zumutung für die Betroffenen ist. Es handelt sich in diesem Zusammenhang i. d. R. um existenzielle Fragen unter besonders belastenden Umständen. Eine vertrauensvolle Beziehung sollte daher selbstverständlich Voraussetzung sein, zusätzlich kann an entlastende und unterstützende

Möglichkeiten gedacht werden, z. B. die Beratung mit anderen benannten Personen oder auch mit den Fachkräften der Hospizeinrichtungen.

4.3.3 Betreuungsverfügung

Betreuung heißt Interessenwahrnehmung für einen volljährigen Menschen, der wegen einer psychischen Krankheit oder einer körperlichen, geistigen oder seelischen Behinderung seine Angelegenheiten ganz oder teilweise nicht besorgen kann. Für diesen Fall kann ein (gesetzlicher) Betreuer bestellt werden. Die Betreuung ersetzt als relativ junges Rechtsinstitut das frühere Recht der Vormundschaft und Pflegschaft. Grundlage ist das Betreuungsgesetz (BtG) mit Bezug auf das Bürgerliche Gesetzbuch (BGB) und das Gesetz über die Angelegenheiten der Freiwilligen Gerichtsbarkeit (FGG). Leitbild des Betreuungsrechts ist die persönliche Betreuung. Betreuer sind i. d. R. Angehörige oder ehrenamtlich tätige Bürger. Es können auch Berufsbetreuer, z. B. Sozialarbeiter, für die gesetzliche Betreuung bestellt werden. Bei der Bestellung des Betreuers soll das Gericht soweit wie möglich den Vorschlägen der Betroffenen folgen. Die zur Betreuung Bestellten müssen die Wünsche und Interessen des Betroffenen gemäß §§1896 ff BGB respektieren, achten und befolgen. Sie werden vom Vormundschaftsgericht eingesetzt und kontrolliert und von Betreuungsvereinen oder -behörden beraten.

Durch eine Betreuungsverfügung kann und sollte darauf Einfluss genommen werden, wer Betreuer wird und wie die Betreuung wahrzunehmen ist. Allerdings gelten für den Umfang der Betreuung, für die zu besorgenden Angelegenheiten und für die Art der Rechenschaftspflicht und Vergütung gesetzliche Regelungen. Auch wenn das Betreuungsrecht hinsichtlich des Schutzes der Freiheitsrechte und der Autonomie von kranken und behinderten Personen vorbildlich ist, steht und fällt die Umsetzung in der Praxis mit dem jeweiligen Betreuer. Deshalb ist es so wichtig, Vorsorge zu treffen, d. h. Personen des eigenen Vertrauens zu benennen und Wünsche zu äußern, in welcher Weise die Betreuung geführt werden soll.

Schließlich ist die Kombination einer Vorsorgevollmacht mit einer Betreuungsverfügung sinnvoll, etwa für den Fall, dass der Bevollmächtigte ausfällt und ein gesetzlicher Betreuer bestellt werden muss. Das kann notwendig sein, wenn die Wirksamkeit einer Vollmacht angezweifelt wird oder Interessenkollisionen zwischen Bevollmächtigtem und Betroffenem entstehen (Klie/Student 2011).

4.3.4 Rechtliche Vorsorgemöglichkeiten im Überblick

Neben der Patientenverfügung sind die Vorsorgevollmacht und die Betreuungsverfügung wichtige Instrumente der Selbstbestimmung des Patienten. Sie stellen als rechtliche Vorsorge im Falle fehlender Einwilligungsfähigkeit eine große Hilfe dar, damit Lebensstil, Glaube und Autonomie auch dann gesichert und respektiert werden, wenn man sich selbst nicht mehr äußern kann.

- Die Patientenverfügung soll sicherstellen, dass auch dann, wenn ein Patient keine eigene Entscheidung mehr treffen kann, der früher geäußerte Wille respektiert und befolgt wird.
- Die Vorsorgevollmacht bevollmächtigt einen vertrauten Menschen, vertretungsweise für den entscheidungsunfähigen Patienten zu handeln, d. h. seinen mutmaßlichen Willen durchzusetzen.
- Die Betreuungsverfügung benennt für den Fall einer eingeschränkten Selbstentscheidungsfähigkeit die Person, die nötigenfalls vom Gericht als Betreuer eingesetzt werden soll (s.a. Tab. 2).

Vorausverfügungen haben den größten Nutzen, wenn sie in einem intensiven Diskussionsprozess entstehen. Zum einen als „didaktisches Instrument“, das dabei hilft, über die Fragen des eigenen Lebensendes mit wichtigen Bezugspersonen ins Gespräch zu kommen und eine Gemeinsamkeit zu stiften, die den gegenseitigen Respekt und Schutz in der letzten Lebensphase am ehesten zu gewährleisten vermag; zum zweiten als Verstärkung für die Wünsche des Sterbenden auch dann, wenn dieser zwar noch entscheidungsfähig, aber zu schwach ist, sich gegenüber dem Medizinsystem durchzusetzen. Da die juristische Einschätzung und auch die Reichweite der genannten Vollmachten jeweils unterschiedlich ausfallen, ist eine Kombination sinnvoll: Eine Patientenverfügung sollte stets mit einer Vorsorgevollmacht, ersatzweise auch mit einer Betreuungsverfügung, kombiniert sein (Deutsche PalliativStiftung o. J., Stand 2020).

Ausdrücklich hingewiesen sei schließlich auf die Möglichkeit des Widerrufs. Jede Betreuungsverfügung und jede Vollmacht kann jederzeit und ohne Angabe von Gründen vom Beauftragenden widerrufen oder geändert werden. Allerdings muss dafür gesorgt werden, dass dies den Beteiligten auch bekannt wird. Im Übrigen bedürfen Vollmachten und Verfügungen *nicht* der jährlichen Aktualisierung, um wirksam zu bleiben. Es genügt, einen Hinweis oder Ausweis bei sich zu tragen und damit zum Ausdruck zu bringen, dass die Dokumente weiterhin gelten. Bei all dem sollte nicht übersehen werden, dass keine rechtliche Vorsorge die „soziale Vorsorge" ersetzen kann, denn alle Vorausverfügungen bleiben in ihrer Wirkung begrenzt. Wie für den Sozialstaat in toto gilt für diesen Lebensbereich im Besonderen, dass Gesetz und Geld nur sehr eingeschränkt als Steuerung funktionieren. Sie können weder eine gute Beziehung noch soziale Nähe und Solidarität ersetzen. Gerade in Zeiten schwerer Krankheit und im Sterben ist der Mensch auf den Mitmenschen angewiesen.

4.4 Aktivierender Sozialstaat – Sterbekultur als gesellschaftspolitische Aufgabe

Weil Sterben, Tod und Trauer auch eine folgenreiche soziale Bedeutung haben, treten sie inzwischen auch stärker ins öffentliche Bewusstsein und werden zunehmend als gesellschaftspolitische Aufgabe verstanden. Die Humanisierung des Umgangs mit Sterbenden und Trauernden befindet sich seit der Jahrtausendwende „auf dem Weg ins öffentliche Bewusstsein" (Seitz / Seitz 2002), und Hospizarbeit trägt hier maßgeblich dazu bei, allerdings lässt die Umsetzung noch sehr zu wünschen übrig. So besteht in großen Bereichen noch deutlich Handlungsbedarf, insbesondere außerhalb der typischen, hospizlich umsorgten Krankheitsbilder, wie etwa der palliativen Geriatrie oder der Sterbeverläufe auf Akutstationen. Die z. B. im staatlichen Gesundheitswesen verbreitete Ignoranz gegenüber Hospizanliegen wird meist ökonomisch begründet, obwohl die Hospizarbeit verglichen mit anderen Versorgungsmodellen sogar kostengünstiger sein kann (Kapitel 2.3). Gesellschaftspolitisch betrachtet ist es ohnehin erstaunlich, dass der hochentwickelte Sozialstaat die Bedürfnisse Sterbender so lange übersehen und übergehen konnte. Somit drängt sich als Erklärung erneut die kollektive Abwehr gegen die Todestatsache auf, verbunden mit

Tab. 2: Vorsorgemöglichkeiten im Vergleich

	Patientenverfügung
Worum geht es?	Stellt meinen Willen in Sachen Gesundheitsvorsorge für den Fall klar, dass ich nicht mehr selbst für mich sprechen kann. Es ist ein in die Zukunft hinein verlängerter Wille. Auch Wünsche sollten formuliert werden.
Wann tritt Wirksamkeit in Kraft?	Wenn ich mich nicht selbst wirksam äußern kann und nicht mehr einwilligungsfähig bin.
Wie tritt die Wirksamkeit in Kraft?	Sie ist direkt wirksam, dient dem Arzt zur Ermittlung des „mutmaßlichen Willens". Je konkreter die Willensäußerung, desto höher die Verbindlichkeit.
Formvorschrift	Sehr empfehlenswert ist die Schriftform; inzwischen sind einige gut durchdachte Vordrucke kostenfrei erhältlich, z.B. von der Deutschen Palliativstiftung.
Verbindlichkeit	Höhere Verbindlichkeit bei detaillierter Beschreibung.

Vorsorgevollmacht	Betreuungsverfügung
Bevollmächtigt für die Zukunft, eine oder mehrere Personen, für mich in verbindlicher Weise zu entscheiden. Dies kann sich nur auf bestimmte Gebiete (z. B. Gesundheitsfürsorge) oder auf alle Lebensbereiche beziehen.	Benennt dem Gericht, wen ich als Betreuer vorschlage (oder wen ich keineswegs haben will) und kann diesen auch an bestimmte Vorgaben (insbesondere Wünsche) binden.
Zu einem in der Vollmacht festgelegten Zeitpunkt bzw. beim Eintritt von festgelegten Bedingungen (z. B. bei fehlender Handlungs- und Entscheidungsfähigkeit)	Wenn ich einer gesetzlichen Betreuung bedarf, zieht das Gericht die Verfügung zu Rate. Gericht und Betreuer sind grundsätzlich an die niedergelegten Wünsche gebunden.
Vollmacht reicht deutlich weiter als Patientenverfügung, da der Bevollmächtigte die Entscheidung für den Betroffenen selbst fällen kann. Ärzte sind an die Entscheidungen des Bevollmächtigten gebunden.	Der Betreuer ist dem Gericht rechenschaftspflichtig: Schwerwiegende Entscheidungen in den Bereichen Gesundheit und Bewegungsfreiheit müssen vorab vom Gericht genehmigt werden.
Schriftform. Vollmacht soll beim Vollmachtnehmer hinterlegt sein. Personen, die i. d. R. als erste über den Bedingungseintritt informiert werden (Angehörige, Hausarzt, Heimleitung), sollten ebenfalls informiert sein.	Schriftform; die Betreuungsverfügung kann in einigen Bundesländern beim Vormundschaftsgericht hinterlegt werden.
Hohe Verbindlichkeit. Ärzte, die gegen den Willen des Bevollmächtigten Behandlungsmaßnahmen ergreifen, riskieren eine Strafverfolgung.	Relativ hoch. Die Vormundschaftsgerichte orientieren sich deutlich an solch einer Verfügung, was die Person des Betreuers anbelangt.

der zwangsläufig marginalen Durchsetzungskraft und Lobbyarbeit sterbender Menschen. Deshalb ist, wie bei anderen benachteiligten Gruppen, eine *anwaltliche Interessenvertretung* notwendig, die bisher fast ausschließlich von der Hospizbewegung wahrgenommen wird.

Im Unterschied zum *Abbau* des Sozialstaats müsste ein konstruktiver Umbau samt Weiterentwicklung möglich sein, um Hospizdienste zu einem verlässlichen Element des öffentlichen Gesundheitswesens zu machen (Franzkowiak et al. 2011). Immerhin ist das Hospiz- und Palliativgesetz (HPG 2015) ein hoffnungsvolles Zeichen. Der „aktivierende Sozialstaat" kann so dem Hospizanliegen neue Perspektiven öffnen. Wird er doch als Aufforderung zum bürgerschaftlichen Engagement, zur Mobilisierung von Selbsthilfe und Verwaltungsmodernisierung verstanden, Anliegen, die auf eine Basisaktivierung, ja Basisdemokratisierung setzen. Ihre Konkretisierung zeigt sich in der zunehmenden *Sozialraumorientierung* des kommunalen Leistungsangebots im Bereich der Jugend-, Sozial-, Gesundheits- und Altenhilfe mit bürgerschaftlichen Initiativen, die eine neue Qualität informeller Bürgerbeteiligung darstellen, eine Aufgabe, die in erster Linie in die Kompetenz der Sozialen Arbeit gehört.

Die Mitwirkung von „Vertretern gesellschaftlicher Interessen" an Entscheidungen der öffentlichen Verwaltung ist im Sozialsektor – z. B. im Sozialhilfe- und Jugendhilferecht und besonders ausgeprägt in der Rehabilitation (Mühlum / Gödecker-Geenen 2003) – durchaus bekannt. Was für behinderte Menschen an Teilhaberechten im SGB IX gilt, könnte für die Anliegen sterbender Menschen und ihrer Angehörigen sinngemäß angewandt und wenn nötig auch sozialrechtlich normiert werden. Darüber hinaus wären mit der Sozialraumorientierung – einem originär sozialarbeiterischen Konzept – auch für die Sterbebegleitung kommunale und regionale Initiativen zur Entwicklung einer neuen Sterbekultur wünschenswert, die das Sterben und den sterbenden Menschen sozial integriert. Gemeinden, Landkreise und private Träger unterstützen dies in unterschiedlichen Formen – mit Sachmitteln, finanzieller Bezuschussung, Patenschaften bis hin zu formeller Trägerschaft. Immer ist dabei die hospizliche Sozialarbeit gefragt: Organisation bürgerschaftlichen Engagements, Aufbau von Hospizgruppen, Entwicklung von Hospizinitiativen und -einrichtungen, die eine ganzheitliche Sicht vom Menschen und seiner Würde in allen Phasen des Lebens vertreten.

Eine solche Aktivierung des Sozialstaats ist nicht nur im Sinne des Hospizgedankens, sondern entspricht ganz dem Selbstanspruch eines humanen und sozialen Staates (Art. 1, 20 und 28 GG). Sie kann sich im

Übrigen auch auf die Sozialphilosophie des Kommunitarismus (Honneth 1994) und der christlichen Soziallehre (Nothelle-Wildfeuer 1999) stützen. Deren zentrale Prinzipien *Personalität*, *Subsidiarität*, *Solidarität* und *Gemeinwohlorientierung* auf die Anliegen Sterbender und Trauernder anzuwenden, bedeutet konkret, das Hospizanliegen ernst zu nehmen und kleinräumig (im sozialen Nahraum) sowie gesellschaftspolitisch (im öffentlichen Raum) umzusetzen und damit die politische Kultur im Sinne der Teilhabe und Gerechtigkeit zu veredeln. Dies würde einer Sterbekultur dienen, die diesen Namen auch verdient.

Ganz in diesem Sinne wird versucht, das Konzept der Caring Community auch für Hospizanliegen in Deutschland zu nutzen: beim Aufbau einer sozialraumorientierten Sorgekultur auf lokaler und regionaler Ebene, die sterbende und trauernde Menschen bewusst einbezieht. Zuwendung zum Mitmenschen und gemeinsames Engagement schaffen *soziales Kapital*, das die Gesellschaft dringend braucht, der Staat aber selbst nicht herstellen kann (Lilie et al. 2018).

5 Versorgungsstrukturen und Organisationsformen

Der gemeinsame Nenner hospizlicher bzw. palliativer Einrichtungen ist die Hospizidee. Als umfassendes, ganzheitliches Unterstützungskonzept für sterbende Menschen und ihre An-/Zugehörigen ist Hospizarbeit allem voran eine Haltung; im Kern will sie ein Sterben in Geborgenheit ermöglichen. Darüber hinaus gibt die Hospiz-/Palliativversorgung in Deutschland ein heterogenes Bild ab. Unterschiede bestehen sowohl in der regionalen Versorgungslage als auch in Bezug auf die strukturelle Ausgestaltung verschiedener Organisationsformen und in der konkreten Umsetzung in den einzelnen Einrichtungen (Rösch 2016).

Wird nach Versorgungsformen differenziert, bietet sich eine erste Unterscheidung in allgemeine und spezialisierte Palliativversorgung an, außerdem sind ambulante, stationäre und teilstationäre Organisationsformen zu unterscheiden.

Hospiz- und Palliativeinrichtungen in Deutschland (Stand 2019):

- ca. 1.500 ambulante Hospizdienste, die vor allem Sterbe- und Trauerbegleitung leisten
- ca. 230 stationäre Hospize, 2300 Hospizbetten, in denen jährlich ca. 30.000 Menschen versorgt werden
- ca. 17 stationäre Hospize für Kinder, Jugendliche und junge Erwachsene
- ca. 330 Palliativstationen in Krankenhäusern, drei davon für Kinder und Jugendliche
- ca. 326 SAPV-Teams für Spezialisierte Ambulante Palliativversorgung, 31 für Kinder/Jugendliche (DHPV o. J.)

5.1 Ambulante Hospizdienste

Ambulanten Hospizdiensten kommt eine besondere Bedeutung für die Hospizarbeit zu, deren Kernziel darin besteht, dem sterbenden Menschen bis zum Ende ein Leben in der eigenen Wohnung zu ermöglichen. Die damit verbundenen Tätigkeiten erfordern überwiegend lebenspraktische und mitmenschliche Kompetenzen, weshalb diese Aufgaben zu einem großen Teil von in Hospizgruppen bzw. Hospizvereinen organisierten Ehrenamtlichen übernommen werden. Sie beraten und begleiten die Schwerstkranken und ihre An-/Zugehörigen und arbeiten dafür eng mit den Hausärzten und Pflegediensten zusammen. Koordiniert und supervidiert werden ihre Einsätze meist von hauptamtlichen Kräften. Deren Aufgaben sind:

- Gewinnung von Ehrenamtlichen für die Sterbebegleitung
- Planung, Durchführung und Nachbereitung von Qualifizierungskursen für Ehrenamtliche
- Auswahl der passenden Hospizbegleiterin für den zu Begleitenden
- Erstkontakt mit Betroffenen und Beratung – besonders über palliative Versorgungsangebote
- Koordination der Begleitungen
- Begleitung und Unterstützung der Ehrenamtlichen, u. a. Organisation von Gruppentreffen und Fallbesprechungen
- Beratungstätigkeit
- Öffentlichkeitsarbeit
- Netzwerkarbeit
- Dokumentation der Begleitung.

Die Bedeutung der ambulanten Hospizdienste wächst stetig. Immer mehr Menschen benötigen und erwarten Unterstützung, wenn sie bei schwerer Krankheit zuhause versorgt werden. Hinzu kommen Anfragen aus Kliniken und Pflegeheimen. Dabei nimmt die ambulante Hospizarbeit unter den Versorgungsleistungen eine Sonderstellung ein, da sie ohne ärztliche Verordnung und kostenlos in Anspruch genommen werden kann.

5.2 Ambulante Palliativdienste

Ambulante Palliativdienste werden professionell in Palliative-Care-Teams erbracht und umfassen Allgemeine Ambulante Palliativversorgung (AAPV), Spezialisierte Ambulante Palliativversorgung (SAPV) und Spezialisierte Ambulante Pädiatrische Palliativversorgung (SAPPV). Neuerdings kommt die „integrierte Palliativversorgung" (i-APV) hinzu, die organisatorische Grenzen überwinden will. Wie die ambulanten Hospizdienste zielen sie darauf ab, die Lebensqualität und Selbstbestimmung Schwersterkrankter zu erhalten und ihnen ein würdiges Sterben in ihrer vertrauten häuslichen Umgebung oder in Pflegeeinrichtungen zu ermöglichen. SAPV-Teams kommen zum Einsatz, wenn eine nicht heilbare, fortschreitende und weit fortgeschrittene, lebensbegrenzende Erkrankung vorliegt und hierbei eine besonders aufwändige Versorgung erforderlich ist. Wichtige Bedingungen sind deshalb ständige Erreichbarkeit (24 Stunden an 7 Tagen) sowie eine gute regionale Vernetzung mit anderen, in der Palliativversorgung tätigen Berufsgruppen (DGP 2019). Zu ihren Aufgaben gehören:

- Überwachung der vom Hausarzt eingeleiteten Schmerztherapie und Symptomkontrolle
- Spezielle Palliativpflege
- Anleitung und Qualifizierung der in die Betreuung involvierten Personen in pflegerischen und schmerztherapeutischen Maßnahmen und Techniken
- Psychosoziale Betreuung der Schwerstkranken und ihrer An-/Zugehörigen, sozialrechtliche Beratung sowie Trauerbegleitung (Klaschik 2009).

Obgleich in Deutschland bereits seit 2007 Rechtsanspruch auf eine spezialisierte ambulante Palliativversorgung besteht, ist eine flächendeckende SAPV-Versorgung nicht gegeben (Melching 2015). Im Jahr 2019 waren 326 SAPV-Teams registriert. Ein Ländervergleich zeigt weder signifikante Ost-West-Unterschiede noch Unterschiede zwischen Stadt und Land. Bemerkenswert ist hingegen die große Spanne im Länder-Ranking zwischen den erstplatzierten Niedersachsen und Saarland mit je über sechs SAPV-Teams pro einer Million Einwohner und den letztplatzierten Rheinland-Pfalz und Nordrhein-Westfalen mit je weniger als einem SAPV-Team pro einer Million Einwohner.

5.3 Stationäre Hospize

Können Schwerstkranke nicht bis zuletzt zu Hause betreut werden, weil sie ohne Angehörige sind oder weil diese mit der häuslichen Betreuung ihres Familienmitglieds überlastet sind, so kann die Aufnahme in ein stationäres Hospiz eine gute Lösung sein. Indikationen für eine stationäre Behandlung sind:

- Unzureichende Symptomkontrolle
- Unzureichende Versorgung durch das soziale Netz (Familie, Freunde)
- Spezieller Pflegebedarf
- Psychosoziale und seelische Krisen des Patienten, die nicht ambulant aufgefangen werden können.

Stationäre Hospize sind kleine Einheiten mit etwa acht bis maximal 16 Betten. Sie verfügen über palliativmedizinisch geschulte Pflegekräfte und einen hohen Pflegeschlüssel. Die Arbeit auf der Station wird darüber hinaus intensiv von freiwilligen Helferinnen unterstützt. Die familiäre Atmosphäre eines stationären Hospizes drückt sich auch in der räumlichen Gestaltung aus, die eher an eine Wohnung als an ein Pflegeheim oder Krankenhaus erinnert. Die medizinische Versorgung im Hospiz erfolgt in der Regel über die Hausärzte oder durch niedergelassene Ärzte. Von ihnen ist eine spezifische Fachkunde in Palliativmedizin zu fordern. Zusätzlich stehen Sozialarbeiterinnen und Seelsorger sowie andere Berufsgruppen zur Verfügung, die der Ganzheitlichkeit der Betreuung dienen (Kapitel 3).

Den Aufenthalt im Hospiz finanzieren die Krankenkassen seit 1997 (§ 39a SGB V), zunächst zu 90%, seit 2015 zu 95%. Damit bleiben die Hospize auf andere Quellen, insbesondere auf Spenden, angewiesen. Dies ist durchaus sinnvoll, denn einerseits kann damit vermieden werden, dass Hospize zu Profitunternehmen werden; zum anderen, und das ist wichtiger, fördert das Spendensammeln die Integration in das jeweilige Gemeinwesen.

In einem stationären Hospiz finden Menschen dann Aufnahme, wenn sie an einer tödlichen Erkrankung leiden, deren Fortschreiten unaufhaltsam ist und innerhalb einer absehbaren Zeit von Tagen oder Wochen zum Tode führen wird und die weder zu Hause noch in einem Pflegeheim ausreichend versorgt werden können. Fast 100 % der aufgenommenen Menschen versterben auch in dieser Einrichtung; die bundesweit mittlere Liegedauer vor dem Tod beläuft sich auf etwa 24

Tage. Bundesweit wird es bis Ende 2020 vermutlich ca. 240 stationäre Hospize mit gut 2500 Hospizbetten geben, das sind drei Hospize bzw. 30 Hospizbetten auf eine Million Einwohner – mit steigender Tendenz.

5.4 Palliativstationen

Als spezialisierte Einrichtungen eines Krankenhauses konzentrieren sich Palliativstationen auf die Versorgung von Menschen mit einer fortgeschrittenen lebensbegrenzenden Erkrankung, deren medizinische und psychosoziale Situation eine intensive Begleitung durch ein spezialisiertes Team erfordert. Im Vordergrund stehen die bestmögliche Behandlung belastender Symptome (wie Schmerzen, Übelkeit, Fatique), die Linderung seelischer Not (insbesondere von Angst, Depression und Verzweiflung) sowie die Koordination und Verbesserung der Betreuungssituation im privaten Umfeld. Denn Ziel ist nicht unbedingt die Begleitung bis zum Tod, sondern die Verbesserung der Lebensqualität der Schwerstkranken und ihre anschließende Entlassung, so dass sie die verbleibende Lebenszeit möglichst im vertrauten Umfeld verbringen können. Diese Aufgaben übernimmt ein multiprofessionelles Team, bestehend aus Ärztinnen und Ärzten, Pflegepersonal, Sozialarbeiterinnen, Physiotherapeuten, Seelsorgerinnen sowie Musik- und Kunsttherapeuten. Palliativstationen verfügen über ständige ärztliche Präsenz, erfüllen insbesondere Aufgaben der medizinischen Krisenintervention und können leichter als ein freies Hospiz auf interdisziplinäre ärztliche Zusammenarbeit zurückgreifen, etwa durch hausinterne Konsile.

Im Unterschied zu stationären Hospizen finanzieren Palliativstationen die Patientenversorgung vollständig durch die Krankenkassen, wie bei Krankenhausaufenthalten generell. Ende 2020 wird hierzulande etwa jedes 5. Krankenhaus über eine der ca. 350 Palliativstationen verfügen, das sind gut vier Stationen pro eine Million Einwohner.

Tab. 3: Hospiz und Palliativstation im Vergleich

Hospiz	Stärken Palliativstation
Selbstorganisation	hohe Qualität der Palliativmedizin
häuslich-familiäre Atmosphäre	rascher Zugriff auf Ressourcen des Krankenhauses
Aufenthalt bis zum Lebensende (durchschnittlich vier Wochen)	der Kranke ist oft lange bekannt (Vertrautheit)
volle Integration der freiwilligen Helferinnen	kurzer Aufenthalt
Wirkung in das Gemeinwesen	Wirksamkeit in der Klinik
klinikfern angesiedelt	

Hospiz	Schwächen Palliativstation
unsichere Finanzierung	überaus „klinisches" Setting
meist „letzte Station"	Drehtüreffekt
keine kontinuierliche ärztliche Präsenz	geringe Integration der freiwilligen Helferinnen

5.5 Tageshospize

Die Entwicklung von Tageshospizen als ein *teilstationäres* Konzept steckt in Deutschland noch in den Anfängen. Ihre Aufgabe liegt darin, die palliativmedizinische Versorgung bis weit in das Vorfeld der Endphase einer tödlichen Erkrankung zu verlagern. Sie bieten eine Art von Tagestreff für Menschen, die die Krankheit aus ihren sozialen Beziehungen und Alltagsaktivitäten gerissen hat und die hier ähnlich Betroffene finden. Zugleich erhalten sie hier fachkundige Beratung und konkrete Hilfen (Pleschberger/Eisl 2016). Ein wichtiges Ziel ist es, dem schwerkranken und sterbenden Menschen Gelegenheit zu geben, noch vorhandene Fähigkeiten zu aktivieren und zu entwickeln. Wichtig bleibt, dass die Person sie selbst ist und den Kern der eigenen Persönlichkeit in einer beschützenden Umgebung (wieder) entdecken kann. Pointiert ausgedrückt, kann ein Tageshospiz auch einen *rehabilitativen Charakter* (Hockley/Mowatt 1996) für sterbende Menschen haben, so paradox dies erscheinen mag:

- Es dient der Reintegration des Schwerstkranken in gesellschaftliche Bezüge;
- es ermöglicht neue Beziehungen, z. B. zu ähnlich Betroffenen im Sinne klassischer Selbsthilfe;
- es stärkt das Selbstgefühl der Betroffenen, die sich wieder als wertvolle Mitglieder der Gesellschaft fühlen können;
- es gibt den sterbenden Menschen einen Teil der Kontrolle über die Situation zurück, z. B. Gestaltung des Tagesverlaufs;
- es ermöglicht, eigene Stärken zu entdecken und zu erproben;
- es verschafft Spielräume und lässt die Patienten Zeit „gewinnen", in der sie das eigene Leben lebenswert gestalten können.

Die Mitarbeitenden in Tageshospizen versuchen herauszufinden, was in der Vergangenheit zu Lust, Freude, Glück und Spaß beigetragen hat und unterstützen die Kranken dabei, diese Qualitäten wieder zu entdecken. So stellen z. B. die Besuche von Musik- und Theatergruppen Kontakte zu alten Erfahrungen und sozialen Reizen her. Der Besuch des Tageshospizes ist aber auch eine Art Ersatz für die zuvor häufigen Klinikbesuche und füllt so einen Teil der Zeit, die durch fehlende Arzt- und Klinikbesuche gewonnen wird. Durch die angebotenen Wahlmöglichkeiten wird schließlich nicht nur das Selbstwertgefühl der sterbenden Menschen gestärkt, sondern eine Art Vertrauen in die Zukunft zurückgegeben, auch wenn diese Zukunft keine „Heilung" im biomedizinischen Sinne bedeutet. Es können jedoch Ziele gesetzt und entwickelt werden, die sich mit der „neuen" Wirklichkeit befassen. Zusätzlich zu diesem Tageshospizmodell, das mehr die Erfüllung psychosozialer Aufgaben fokussiert, gibt es einige wenige Zentren, die zusätzlich ein intensives medizinisches Angebot mit kompetenter Schmerztherapie, Symptomkontrolle und Physiotherapie unterbreiten (Klaschik 2009).

In England übertrifft die Anzahl der Tageshospize die der stationären Hospize deutlich, weil dieses Angebot dazu beiträgt, dass Menschen länger zu Hause bleiben und damit ihrem Ziel, daheim zu sterben, besonders nahe kommen können. Da sie dieses wichtige Anliegen der Patienten signifikant unterstützen, sollte ihre Anzahl auch hierzulande erhöht werden. Dabei bietet sich eine organisatorische Anbindung an vollstationäre Hospize schon aus ökonomischen Gründen an. Allerdings braucht es in Deutschland noch mehr Erfahrung, z. B. bezüglich der Akzeptanz teilstationärer Angebote. Deshalb wären zunächst Modelleinrichtungen wünschenswert, die genügend finanziellen Spielraum bieten, um unterschiedliche Varianten ohne materielles Risiko erproben zu können.

5.6 Kinderhospizarbeit

Familien mit einem sterbenskranken Kind stellen eine ganz besondere Herausforderung für die Begleitung dar (Student 2002). Es ist deshalb nahe liegend, für diese Aufgabe eigene Angebote und ggf. auch spezifische Einrichtungen zu schaffen, um den Betroffenen und Beteiligten angemessen beistehen zu können. Dazu gehört auch eine besondere Vorbereitung und Unterstützung der Helfenden (Kapitel 3.5).

5.6.1 Herausforderungen und Angebote

Die besonderen Probleme der Familien mit einem sterbenskranken Kind liegen im psychosozialen und soziodemographischen Bereich. Im Kindesalter hat der Tod einen anderen Stellenwert als im Erwachsenenalter. Nicht nur, dass viele Hoffnungen einer Familie (und der Gesellschaft) auf der nachwachsenden Generation ruhen, es stellt auch die „natürliche Ordnung“ auf den Kopf, wenn junge Menschen vor den alten sterben, und die „verweigerte Zukunft“ eines jungen Lebens erscheint zutiefst ungerecht. Im Übrigen ist das Kindesalter heute die gesündeste und am wenigsten von Tod und Sterben bedrohte Phase des Lebens (mit Ausnahme der Zeit um die Geburt). Dies bedeutet, dass in den westlichen Industriestaaten der Tod eines Kindes zu einer Abnormität geworden ist. Gerade weil dieses Ereignis relativ selten wurde, sind die betroffenen Familien ganz besonders in Not. Besonderheiten der Begleitung ergeben sich auch wegen epidemiologischer Aspekte, d. h. sie folgen aus dem andersartigen Krankheitsspektrum der betroffenen Kinder. Im Erwachsenenalter stehen an erster Stelle der Hospizbegleitung die Krebserkrankungen. Ganz anders ist dies im Kindes- und Jugendalter. Der Tod als Folge einer chronischen, sich länger hinziehenden Krankheit steht hier erst an dritter Stelle, nach akuten Todesursachen wie Unfällen und Suiziden und dem perinatalen Tod, wobei neben Krebs auch Stoffwechselerkrankungen und Missbildungen zum Tode führen können. Bei der Gruppe der Kinder mit angeborenen Erkrankungen ist schon früh bekannt, dass das Kind den Keim des Todes in sich trägt, ohne dass Heilungschancen bestehen. Was die Medizin hier leisten kann, ist höchstens ein Hinauszögern des Todeszeitpunkts. Es bedeutet für die ganze Familie eine enorme Belastung und Herausforderung, wenn sie rund um die Uhr für ein Kind mit einer lebensbedrohlichen Krankheit sorgen soll – und das oft über viele Jahre. Die Beziehungen leiden, Karriere und Arbeit müssen mitunter zurückstehen, Geschwister fühlen sich vernachlässigt und gemeinsame Aktivitäten werden oft unmöglich. Aus all dem wird deutlich, dass Familien mit einem chronisch tödlich erkrankten Kind besonderer Unterstützung bedürfen. Hier setzt die Hospizarbeit für Kinder und Jugendliche mit spezifischen Angeboten an (Moeller-Bruker 2019).

- Kinderhospize wenden sich an die ganze Familie und bieten ihr speziell im stationären Bereich Erholung, eine Pause in der Fürsorge für das erkrankte Kind oder eine Zeit, um wieder zu sich selbst zu kommen, in einer Atmosphäre, die angenehm gestaltet und möglichst so „wie zu Hause" ist;
- Kinderhospize verfügen über hoch qualifizierte Palliative Care (lindernde Pflege, Beratung und Therapie), Notfallhilfen, praktische Beratung und Informationsangebote;
- Kinderhospize bieten außerdem oft psychosoziale Betreuung zu Hause, ambulante Kinderkrankenpflege und weitere Spezialdienste für die Familien an (Sabatowski et al. 2007, 58 f.).

Die Kinderhospizarbeit hat es sich zur Aufgabe gemacht, diese Gruppe der schwerstkranken Kinder und Jugendlichen sowie ihre Familien auf ihrem Lebensweg zu begleiten. Schwerstkrank ist ein Kind, wenn die Erkrankung unheilbar ist, progredient verläuft und die Betroffenen das Erwachsenenalter nicht erreichen lässt. In Deutschland leben ca. 40.000 Kinder und Jugendliche mit lebensbegrenzenden Erkrankungen, von denen jährlich etwa 5.000 sterben (www.bundesverband-kinderhospiz.de, 22.11.2019).

Ebenso wie Erwachsenenhospize bekommen stationäre Kinderhospize in Deutschland 95 % der zuschussfähigen Kosten von den Krankenkassen erstattet; die verbleibenden Kosten, z.B. für die Unterbringung von Eltern und Geschwistern, werben die Einrichtungen weiterhin durch Spenden ein.

Als erste Einrichtung für lebensverkürzend erkrankte Kinder in Deutschland wurde 1998 das Kinderhospiz Balthasar in Olpe eröffnet; später folgte dort auch die Gründung des ersten Jugendhospizes, das speziell auf die Bedürfnisse Jugendlicher ausgerichtet ist. Zusätzlich wurde 1999 der erste ambulante Kinderhospizdienst gegründet, in dem analog zu ambulanten Hospizdiensten für Erwachsene vorrangig Ehrenamtliche die Begleitung der Familien übernehmen. Inzwischen gibt es 17 stationäre Einrichtungen und 120 ambulante Kinderhospizdienste.

5.6.2 Handlungsgrundlage und Soziale Arbeit

Kinderhospize haben eine andere Handlungsgrundlage und andere Handlungsziele als Hospize für Erwachsene. Beiden ist zwar gemein, dass sie sich an tödlich erkrankte Menschen wenden, dennoch gibt es für sterbende Kinder und ihre Angehörigen einige besondere Aspekte. Kinderhospiz-Mitarbeiter werden zu einem sehr frühen Zeitpunkt der Erkrankung tätig. Ihr Ziel ist es nicht nur, die allerletzte Lebensstrecke für das kranke Kind und seine Familie würdevoll und sinnerfüllt zu gestalten, sie nehmen ihre Arbeit so früh auf, damit die Familie möglichst lange Zeit hat, sich auf das Lebensende des Kindes vorzubereiten. Erst wenn die Eltern die Tatsache des bevorstehenden Todes wirklich begriffen haben, so betont John Overton, Direktor des Acorns Children's Hospice, Birmingham, sei es möglich, mit der eigentlichen Entlastungsarbeit zu beginnen: Wege zu öffnen, dass die Familie auch noch Zeit für sich selbst hat, dass Eltern sich wieder begegnen können und Geschwisterkinder nicht vernachlässigt werden. Neben lindernder Pflege, Medizin und Beratung können Hospize vor allem Erholung ermöglichen und die Familien Kraft finden lassen, den schwierigen Weg gemeinsam weiterzugehen.

Kinderhospize tragen zur Stabilisierung des Familiensystems bei und stellen die nötigen ambulanten, aber auch stationären Unterstützungsangebote zur Verfügung. Sie kooperieren hierbei eng mit Institutionen der Behindertenhilfe und Kinderkliniken und schließen die Lücken zwischen diesen Einrichtungen. Pointiert ausgedrückt: Kinderhospize schaffen Verbindung, sie sind nicht Inseln, sondern Brücken. Schließlich begleiten Kinderhospize die betroffenen Familien – falls gewünscht und wann immer möglich – noch lange Zeit nach dem Tod ihres Kindes. Sie bieten Freundschaft und Gemeinschaft auch für die „Zeit danach“ an, für die Zeit der Trauer. Sie widmen sich dann wieder der ganzen Familie, den Eltern ebenso wie den Geschwisterkindern, Großeltern, Verwandten und Freunden, die an diesem schwierigen Prozess Anteil hatten. Da Kinderhospize weit in die Familien und ins Gemeinwesen hineinwirken, sind sie vielleicht stärker noch als Erwachsenenhospize in der Lage, die Kultur des Umgangs mit Sterben, Tod und Trauer zu verändern und dem Sterben und der Trauer einen neuen Stellenwert in der Gesellschaft zu geben.

Die Soziale Arbeit ist bei diesen Aufgaben in besonderer Weise gefordert, aber auch speziell gerüstet. Neben ihrer psychosozialen Grundkompetenz sind u. a. die spezifischen Methoden der Sozialpädagogik, der klinischen Sozialarbeit und der Gemeinwesenorientierung zu nennen:

- Sozialpädagogische Methoden erleichtern den Zugang zu Kindern und die Zusammenarbeit mit Kindern und Jugendlichen;
- klinisch-therapeutische Methoden befähigen zur Hilfestellung bei der Bewältigung dieser für alle Beteiligten überaus kritischen Lebensphase;
- die Methoden der Gemeinwesenarbeit fördern eine Einbeziehung des sozialen Nahraums bis hin zu Nachbarschaft und Stadtteil, in denen sich Solidarität entfalten und jene neue Kultur des Sterbens entwickeln soll, für die Hospizarbeit und Palliative Care eintreten.

Auf die besonderen Herausforderungen der Hospizarbeit mit Kindern und Jugendlichen sei jedoch ausdrücklich hingewiesen (Moeller-Bruker 2019).

6 Strategien und Handlungskompetenzen

So sehr der Hospizgedanke die Rückholung des Sterbens in den (häuslichen) Alltag, die Ermutigung von Angehörigen und die Befähigung von freiwilligen Helfern betont, so offenkundig braucht dies fachliche Unterstützung. Aus gutem Grund baut die angelsächsische Hospizarbeit auf das „professionelle Dreieck“ Pflege – Medizin – Sozialarbeit. Auch wenn die Trennschärfe zwischen den Professionen in der Praxis oft geringer ist, als die Berufsvertreter wahrhaben wollen, bleiben Zuständigkeiten und fachliche (= sozialprofessionelle) Kompetenzen, die für die Soziale Arbeit im Rückbezug auf sozialarbeitswissenschaftliche Grundlagen zu bestimmen sind. Selbst wenn ihre Etablierung im deutschen Hospizalltag *noch* zu wünschen übrig lässt, kann auf ihr Potenzial nicht verzichtet werden. Allerdings sind für die hospizliche Sozialarbeit Erfahrungen und Kompetenzen notwendig, die über die grundlegende Ausbildung hinausgehen (NRW-Qualitätskonzept 2016).

6.1 Verlusterfahrung als Thema aller Sozialarbeit

Kennzeichnend für die Soziale Arbeit ist die Fähigkeit, sich in *Krisenfeldern* zu bewegen. Sozialarbeit ist im Kern Krisenarbeit, d. h. ihre Qualität erweist sich in der Befähigung zu einem angemessenen Umgang mit kritischen Lebensereignissen oder Lebenskrisen. Bei den meisten Krisen handelt es sich um Verlustkrisen.

Deshalb sollten – wenn nicht schon in der elementaren Ausbildung, so doch im Hinblick auf die „Sozialarbeit im Gesundheitswesen“ – *spezifische methodische* Befähigungen zum Umgang mit Menschen, die von Verlust bedroht sind, erworben werden. Krankheit selbst kann eine Verlustkrise bedeuten, und Krankheitsbewältigung heißt dann, mit dieser Verlusterfahrung adäquat umzugehen, also *Trauerarbeit* zu leisten. Deshalb muss Sozialarbeit Trauerberatung und -begleitung anbieten können (Worden 2011; Achenbach 2019). Selbst die Ursachen von Krankheiten sind vielfach mit Verlusten verknüpft. Theorien zur Entstehung von Herz-Kreislauf-Erkrankungen, Krebs, Alkoholabhängigkeit, Depression sehen unbewältigte Verlusterfahrungen als Risiko- oder Genesefaktoren. Umgekehrt können aus der Trauer Gesundheitsstörungen erwachsen, die nicht selten in chronische Erkrankungen münden. Prävention im Gesundheitsbereich muss deshalb auch Klienten bei der Bewältigung von Verlusten unterstützen (sekundäre Prävention). Dabei geht es nicht um die Vermeidung von Verlusten. Menschliches Leben ist durch unterschiedlichste Verlusterfahrungen charakterisiert, jede Entwicklung ist damit verknüpft, z. B. Verlust der kindlichen Geborgenheit in der Adoleszenz, Verlust von Fähigkeiten im Alter. Was Sozialarbeit dabei leisten kann, ist, ein von multiplen Verlusterfahrungen betroffenes Klientel zu gesünderen Bewältigungsformen zu führen. Dazu sind fundierte Kenntnisse von Trauerprozessen und die Fähigkeit zur Trauerbearbeitung und Krisenintervention nötig, was neben dem *Wissen* auch methodisches *Können* und eine gesicherte emotionale Basis voraussetzt. Das Erleben von Verlustkrisen bei Klienten erinnert die Helfenden an Krisen im eigenen Leben. Aktivierte unbewältigte Krisenerfahrungen können aber zu erheblichen Ängsten und Fluchttendenzen führen. Wer nicht gelernt hat, mit solchen Antrieben umzugehen, gerät in Gefahr, rigide oder aggressiv zu reagieren. Eine spezifische Schulung soll deshalb u. a. die „Ansteckungsgefahr“ durch Verlustkrisen mindern. Dazu müssen Helfer ihre eigenen „Verlustgebiete“ kennen lernen und Gelegenheit haben, diese Krisen gedanklich wie emotional neu zu durchleben und schließlich heilsame, bewältigende Umgangsformen zu erlernen. Beziehungsfähigkeit zu sich selbst ist eine Basis dafür, dass Sozialarbeiter den Mut entwickeln, sich auch künftig der Krise auszusetzen, die durch die Begegnung mit Klienten ausgelöst werden kann, und sich auch „kritischen“ Klienten zu stellen und bei ihnen auszuhalten. Für hospizliche Sozialarbeit gibt es einen weiteren Aspekt: Handelt es sich doch hier nicht um vorübergehende, sondern um endgültige Verluste. Der angemessene Umgang damit – als Grundbedingung für die Unterstützung der Betroffenen – stellt besondere Anforderungen an die Helfenden (Engelke 2012; Magerl 2018; Kapitel 4.2).

6.2 Allgemeine und besondere Fachlichkeit

Die berufliche Soziale Arbeit ist (noch) überwiegend generalistisch orientiert, allerdings wird eine fachliche Spezialisierung gefordert. Für beide Positionen gibt es gute Gründe. Hospizliche Sozialarbeit ist von diesem Spannungsbogen – Generalist versus Spezialist – elementar betroffen, ohne eindeutig Position beziehen zu können: Einerseits entspricht die Ganzheitsperspektive ihrem „Alltagskonzept" von Sterben, Tod und Trauer, andererseits bewirkt ihr Anspruch auf spezifische „Hospizkompetenz" einen Spezialisierungsschub. Im Übrigen muss die Soziale Arbeit, wenn sie „auf gleicher Augenhöhe" mit anderen Professionen kommunizieren will, ihre Konzepte wissenschaftlich fundieren und den Erfolg ihrer Maßnahmen empirisch belegen (Wendt 2018).

6.2.1 Generalistische versus spezialisierte Soziale Arbeit

Ganzheitlichkeit und generalistische Qualifikation sind bisher konstitutiv für die Sozialarbeit. Dennoch haben sich schon innerhalb des formal gleichen Hochschulabschlusses unterschiedliche Schwerpunkte gebildet, die in der Fort- und Weiterbildung weiter ausdifferenziert werden. Der Diskurs über Risiken und Chancen einer spezifischen Fachlichkeit wird von der Deutschen Gesellschaft für Soziale Arbeit und vom Berufsverband im Ringen um Einheit versus Vielfalt, Ganzheit versus Fragmentierung, Diplom versus Stufenabschlüsse (Bachelor und Master), Generalisten versus Spezialisten kontrovers geführt. Die zentrale Frage lautet: Wie viel Spezialisierung braucht – und verträgt – die Soziale Arbeit (Kraus et al. 2011)? In einem frühen Lehrbuch (Heiner et al. 1997, 288) werden die *allgemeinen* Aufgaben so beschrieben: Soziale Arbeit „... umfasst alle beruflichen Tätigkeiten der Sozialarbeiterinnen und Sozialpädagoginnen, also ressourcenerschließende, erziehende, beratende, bildende, partizipationsfördernde, sozial vernetzende, ermächtigende, alltagsbegleitende, pflegerische, betreuende, verwaltende, planende, organisierende und auswertende Aktivitäten ... Sie reichen von regelmäßigen, zeitlich begrenzten Gesprächen mit Einzelnen, Familien, Kleingruppen und Gemeinwesen bis zur Alltagsgestaltung in Zentren, Heimen oder Kliniken."

Auch das *Rollenselbstbild* der Sozialen Arbeit als Betreuer, Helfer, Vertrauter, Partner, aber auch als Lehrer, Anwalt, Kontrolleur, Therapeut deutet den Gestaltungsspielraum und den potenziellen Nutzen für die Hospizarbeit an. Damit sind wichtige Elemente für den Hospizbereich genannt, sie müssen aber für hospizliche Sozialarbeit konkretisiert werden (Wasner/Pankofer 2020).

6.2.2 Positionierung und Aufgabenstellung im Hospizbereich

Die berufliche Soziale Arbeit ist aus mehreren Gründen für den Hospizbereich besonders geeignet. Hervorzuheben sind ihre ganzheitliche, biopsychosoziale Perspektive und ihre multiple Arbeitsweise, die grundsätzlich die ganze Person in ihrer Lebenswelt und Lebenssituation berücksichtigt. Dazu befähigen spezifische Methoden (wie Einzelfallhilfe, soziale Gruppenarbeit, gemeinwesenorientierte Stadtteilarbeit, systemisches Arbeiten, Case-Management) und professionelle Kompetenzen (wie Kommunikationsfähigkeit, Gesprächsführung, Krisenintervention, aber auch die Fähigkeit, prozessorientiert zu begleiten, zu aktivieren, zu befähigen und zu vernetzen). Vor diesem Hintergrund bemisst sich ihre Eignung an charakteristischen Aufgaben im Kontext von Sterben, Tod und Trauer – ohne daraus eindeutige Rollenverpflichtungen abzuleiten:

- Sterbende und Angehörige zu befähigen, die Situation des Sterbens zu bewältigen; d. h. Sozialarbeit wird die Kommunikation unterstützen und die wechselseitigen Anliegen zur Sprache bringen, da es nur im offenen Umgang mit Gefühlen, Ängsten, Befürchtungen, Fantasien, Beschuldigungen gelingen kann, den Sterbeprozess gut miteinander bis zum Ende zu gehen;
- Sterbende und ihre Familie zu unterstützen, das Recht auf Selbstbestimmung auch in der Sterbesituation zu behalten; d. h. Sozialarbeit wird Wünsche und Bedürfnisse ernst nehmen und das Selbstwertgefühl stärken, damit der Sterbende erfährt, dass ihm nicht alles entgleitet, er Einfluss auf die Situation hat und trotz Schwäche nicht hilflos ausgeliefert ist;
- die Interessen von Sterbenden und ihren Familie zu vertreten, d. h. Sozialarbeit kann durch Bildungsangebote, Öffentlichkeitsarbeit und Kontakt zum Gemeinwesen die Anliegen der Betroffenen nach außen repräsentieren, Sterben, Tod und Trauer „öffentlich" machen und der Stigmatisierung entgegenwirken;
- Sterbende und Angehörige zu beraten und anzuleiten, um mit der Situation besser zurechtzukommen; d. h. Sozialarbeit wird materielle, finanzielle, pflegerische, medizinische und kommunikative Hilfen erschließen, auch in Heimen, in denen z. B. die Pflegenden unterstützt werden müssen;
- Sterbende und die Prozesse des Sterbens gesellschaftlich zu integrieren; d. h. Sozialarbeit wird versuchen, der drohenden Isolation und Aus-

grenzung vor allem mit der Mobilisierung sozialer Ressourcen zu begegnen. Größte Bedeutung gewinnen dabei die Freiwilligen, samt ihrer Anwerbung, Ausbildung, Begleitung, Koordination und Supervision;
- Benachteiligung und unnötige Belastungen von Trauernden auszugleichen; d. h. Sozialarbeit wird Trauernde angesichts der erhöhten Vulnerabilität in dieser Zeit begleiten und stützen, und auch für ein besseres Zurechtkommen im Alltag sorgen;
- Sterben und Tod ins öffentliche Bewusstsein zu rücken; d. h. Sozialarbeit wird dazu beitragen, die Hospizidee zu verbreiten, z. B. durch Kontakte zu anderen Diensten, Krankenhäusern, Pflegeheimen, ambulanten Pflegediensten, Schulen, Kindergärten und Kirchengemeinden sowie durch politische Aktivitäten.

Im Sammelband Wasner und Pankofer (2014/2020) werden „Zentrale Aufgaben der Sozialen Arbeit“ so beschrieben:

1 Psychosoziale Anamnese – Methoden
2 Sozialrechtliche Beratung und Information
3 Psychosoziale Begleitung
4 Spirituelle Begleitung
5 Unterstützung bei der Sinnfindung
6 Hilfestellung bei ethischen Fragestellungen
7 Trauerbegleitung
8 Begleitung der ehrenamtlichen Hospizbegleiter
9 Interprofessionelle Teamarbeit
10 Ebenen und Aspekte von Gremienarbeit in Palliative Care (Wasner/Pankofer 2014, 116–171).

Selbstverständlich steht dabei das gesamte Methodenarsenal der Sozialen Arbeit zur Verfügung, auf das nur hingewiesen sei. So ist z. B. methodisch geschulte *soziale Gruppenarbeit* – ergänzt durch Supervisionskompetenz – unerlässlich für die Begleitung von Gruppen freiwilliger Helfer, pflegender Angehöriger und Trauernder. Allerdings werden diese Aufgaben oft von anderen Berufen ohne entsprechende Basisqualifikation wahrgenommen. Das gilt auch für einzelfallorientierte psychosoziale Arbeit und methodische Gesprächsführung sowie die Vernetzung von Hilfsangeboten. Tatsächlich könnten die beteiligten Ärztinnen und Pflegekräfte, aber auch Seelsorger durch Kooperation mit der beruflichen Sozialarbeit ihren je eigenen Beitrag verbessern.

Allerdings gibt es keine Eindeutigkeit i. S. einer exklusiven Social-Work-Rolle, stattdessen Überschneidungen mit anderen Berufen, besonders der Pflege, und die Notwendigkeit fachgerechter Koordination. Da sich die professionelle Sozialarbeit besonders darauf versteht, Verbindungen herzustellen und Brücken zu bauen, könnte sie zum „Kitt" der Hospizdienste werden, deren Zusammenhalt fördern, Aktivitäten bündeln und die Zusammenarbeit im Interesse aller Beteiligten und zum Wohle der Betroffenen optimieren. Die Voraussetzungen dafür stimmen weltweit überein: „Hospice social workers need to have hospice-specific knowledge concerning (1) the client population and client problem(s), (2) the organizational setting, (3) the community and its resources, (4) intervention modalities, and (5) needed research, evaluation, and documentation" (Cowles 2000, 274). Forschung und Evaluation sind im Übrigen Aufgaben, die in der Sozialarbeit ebenso wie in der Hospizarbeit an Bedeutung gewinnen (Stichwort: Evidenzbasierung) (Borrmann / Thiessen 2016).

6.3 Theorie und Praxis hospizlicher Sozialarbeit

Soziale Arbeit im Hospiz wird sich zunächst an den allgemeinen Grundlagen und Ansätzen der beruflichen Sozialarbeit bzw. Professional Social Work orientieren, um – darauf basierend – den spezifischen Anforderungen gerecht zu werden. In Deutschland, wo es noch kaum eine hospizliche Tradition der Sozialarbeit gibt, muss von den verfügbaren Berufstheorien ausgegangen werden, soweit nicht auf Hospizstandards eines Bundeslandes zurückgegriffen wird (Kapitel 6.5). Bedeutsam für die Hospizarbeit sind u. a. Methodenkonzepte der Sozialarbeit wie Case-Management, Organisationsentwicklung, Empowerment und Netzwerkarbeit sowie Kompetenzen zur Gesprächsführung, Konzeptentwicklung, Hilfeplanung und Evaluation (Galuske 2013; Wendt 2018).

6.3.1 Theoretische Ansätze und Arbeitsformen

Aus der Fülle der *Theorien Sozialer Arbeit* (Engelke et al. 2018; Lambers 2018), mit denen sich die *Sozialarbeitswissenschaft* (Mühlum 2004; Borrmann et al. 2016) beschäftigt, sei beispielhaft auf die Konzepte „Alltag und Lebenswelt", „Lebensführung und Bewältigung", „Person-Umwelt-Transaktion" und „gerechter Austausch" hingewiesen

(Kapitel 1.4). Im Grundsatz handelt es sich dabei um die theoretische Durchdringung der Lebenswirklichkeit von Personen und Gruppen in prekären Umständen, d. h. Benachteiligungen, besonderen Belastungen oder Krisen, an denen sie zu scheitern drohen. „Die Wissenschaft der Sozialen Arbeit ist die Lehre von den Definitions-, Erklärungs- und Bearbeitungsprozessen gesellschaftlich und professionell als relevant angesehener Problemlagen“ (Klüsche 2007, 17).

Da diese Theorien immer – wenn auch in unterschiedlicher Weise – Erklärungswissen *und* Veränderungswissen beinhalten, konstituieren sie eine Handlungswissenschaft, deren Grenzen gegenüber pragmatischen Handlungskonzepten fließend sind (Staub-Bernasconi 2018). Jedenfalls sieht sich die Soziale Arbeit zwischen Person und Gesellschaft, zwischen Mikro- und Makrostrukturen gestellt, als Schnittfläche oder Schnittstelle, die zu einem subjektiv und objektiv befriedigenderen Zusammenwirken beitragen soll. Im Einklang mit der Berufsgeschichte und dem professionellen Selbstverständnis wird dabei genauer die „Person-in-der-Situation“ oder zeitgemäßer „Person-in-environment“ betrachtet. Daraus folgt der Doppelfokus, der im Begriff psycho-sozial treffend zum Ausdruck kommt und der um ökosoziale und systemische Ansätze erweitert wird. Erneut stehen hier Beeinträchtigungen, Benachteiligungen und Unwirtlichkeiten, besonders aber Notlagen im Zentrum, die die Problembearbeitungskapazität der Betroffenen übersteigen und berufliche Sozialarbeit auf den Plan rufen. Für den Hospizbereich wäre genauer von der „Person-in-hospice-Situation“ zu sprechen. Als *grundlegende* Konzepte folgen daraus u. a.:

- die Mobilisierung von Unterstützung und Ressourcen -> Social Support;
- die Verbesserung des Bewältigungsverhaltens -> Coping;
- die Stärkung der Eigenkräfte -> Resilienz;
- die Wiedergewinnung der Selbstverfügungsmacht-> Empowerment;
- die Herstellung befriedigender Austauschbeziehungen -> Life Model.

Diese Strategien sind in der Arbeit mit Sterbenden und Trauernden anwendbar, wie das Beispiel des Life-Models der Sozialarbeit (Germain / Gitterman 2008) illustriert: Es dynamisiert die Person-Umwelt-Perspektive und konzentriert sich auf die *Austauschbeziehungen* zwischen beiden. Mit dem Nachweis, dass Störungen typischerweise in *Lebensübergängen* auftreten, wird die Nähe zum Hospizthema mehr als deutlich. Unabhängig davon, ob die Störung zuerst von der Person oder von der Umwelt registriert wird und von wem ein Unterstützungsappell ausgeht, wird die Sozialarbeit am Verständnis dieser Störung und an der Verbesserung der Person-Umwelt-Transaktionen arbeiten. Das kann die Beziehung des Patienten zu Freunden oder das Verhältnis zum Pflegepersonal, die finanzielle Situation oder der körperliche Verfall sein. In jedem Falle sind damit ein originärer Zugang und eine spezifische Fachlichkeit verbunden, die keine andere Berufsgruppe ausfüllt.

Neben der klassischen *Methodentrias* Einzelfall-, Gruppen- und Gemeinwesenarbeit gelten Empowerment und Case-Management mittlerweile als die wichtigsten Arbeitsformen. Auch sie sind zunächst nicht fall- oder problemspezifisch, sondern als allgemeine Handlungsorientierung mit bestimmten Grundsätzen und methodischen Regeln zu verstehen, die in unterschiedlichen Kontexten und Problemstellungen – auch in der Hospizarbeit – sinngemäß anzuwenden sind.

6.3.2 Empowerment

Das Empowermentkonzept wurde innerhalb weniger Jahre zu einem Herzstück psychosozialer Arbeit. Es transportiert große Erwartungen, ist wegen seiner Unschärfe und methodischen Offenheit aber auch Kritik ausgesetzt. Empowerment bedeutet „Selbstbefähigung" oder „Selbstbemächtigung" und zielt auf eine Stärkung der Autonomie und Selbstbestimmung von Menschen – auch in Krisen und schwierigen Lebenssituationen. Da der konzeptionelle Fokus auf der Stärkung der Selbstgestaltungs- und Selbstverfügungskräfte der Klienten samt ihrer Ressourcen liegt, stellt das Empowerment auch eine Gegenbewegung zur Defizitorientierung helfender Berufe dar. Selbstbestimmung, Eigenverantwortung und soziale Teilhabe treten an die Stelle einer bevormundenden Fürsorge. Schon das Vertrauen in die Selbstheilungskräfte und Stärken eines Klienten wirkt nach aller Erfahrung als „Hilfe zur Selbsthilfe".

Das Empowermentprogramm ist u. a. eine Antwort auf die soziologischen Befunde „beschleunigter Individualisierung" und „riskanter Freiheiten", in der die alltägliche Lebensführung mit allen Chancen und Risiken immer mehr zur Gestaltungsaufgabe des Subjekts wird. Es ist aber auch eine Antwort auf die chronische Selbstunsicherheit der sozialen Profession, die diese griffige Formel dankbar aufgreift. „Handlungsziel einer sozialberuflichen Empowermentpraxis ist es, Menschen das Rüstzeug für ein eigenverantwortliches Lebensmanagement zur

Verfügung zu stellen und Möglichkeitsräume aufzuschließen, in denen sie sich die Erfahrung der eigenen Stärke aneignen und Muster einer solidarischen Vernetzung erproben können“ (Herriger 2020, 17). Das ist direkt auf die Hospizarbeit zu beziehen. In der Praxis gibt es zahlreiche konzeptionelle Ausformungen auf einem Kontinuum zwischen „personenbezogenen“ und „strukturbezogenen“ Empowermentansätzen, aus denen wiederum verschiedene methodische Ableitungen folgen. Norbert Herriger, dem neben Wolf Rainer Wendt die Verbreitung in Deutschland hauptsächlich zu verdanken ist, unterstützt diese Vielgestaltigkeit und bündelt sie in folgende Rollen:

- „Lebenswelt-Analytiker" – alltagsbezogene Aufklärung über Zusammenhänge und Perspektiven (z. B. Lebenswelt der Patienten)
- „Kritischer Lebensinterpret" – stellvertretende Deutung unter Berücksichtigung des Eigensinns der Beteiligten (z. B. Aufarbeitung der Lebensgeschichte)
- „Netzwerker" – begleitende Unterstützung von Gruppen und Initiativen und deren Vernetzung (z. B. solidarische Ressourcenmobilisierung)
- „Intermediärer Brückenbauer" – vermittelnde Hilfestellung zwischen Lebenswelten mit Allianzbildung (z. B. Hospiz und Familie oder Schmerzpatient und Sozialpolitik)
- „Normalisierungsarbeiter" – akzeptierende Unterstützung unkonventioneller Lebensentwürfe, auch gegen institutionelle Logiken (z. B. zu Hause sterben zu dürfen)
- „Organisationsentwickler" – administrative und politische Lobbyarbeit für die Interessen machtloser Patienten (z. B. im kritischen Dialog mit der Gesundheitspolitik).

In der Hospizarbeit kommen alle diese Aufgaben zum Tragen, wenn auch mit unterschiedlicher Gewichtung. Grundsätzlich geht es nicht darum, Defizite auszugleichen, sondern Stärken und Ressourcen zu nutzen, z. B. die Entdeckung und Förderung von Fähigkeiten der Familie und der Nachbarschaft im Alltag. Wenn eine Nachbarin die Tochter einer sterbenskranken Mutter am Nachmittag betreut oder ein Frühpensionär den Sohn während der Chemotherapie des Vaters zum Sporttraining bringt, steigen die Chancen auf ein lebensweltliches Gelingen. Für diese Aufgaben, nämlich förderliche Potenziale bei Einzelnen und im Gemeinwesen zu entdecken, zu erschließen und zu vernetzen, legt die Sozialarbeitsausbildung die methodischen Grundlagen.

6.3.3 Unterstützungsmanagement

Das Vertrauen in die Stärken des Patienten i. S. des Empowerments kann methodisch auf unterschiedliche Weise verfolgt werden. Eine naheliegende Lösung ist die Verknüpfung mit dem Unterstützungs- oder Case-Management (CM), das ebenfalls weite Verbreitung fand. Beginnend mit der Rezeption durch Wolf Rainer Wendt (1991/2018) ist es mittlerweile zu einem Zentrum der Methodenlehre geworden. Ursprünglich aus dem Case Work der Sozialarbeit entwickelt, soll eine verlässliche „Fallführung" das oft planlose Nebeneinander von Hilfen überwinden, Kontinuität schaffen und integrierte Versorgungsleistungen ermöglichen, also effektives und effizientes Arbeiten garantieren. Da gelingendes, wie auch scheiterndes Leben ein Produkt vielfältiger Wechselwirkungen von Mensch und Umwelt ist, können nur vernetzte Eingriffe die richtige Antwort auf multiple Problemlagen sein.

Das Case- und Care-Management (CCM) stellt ein konzeptionell solides Fundament für Soziale Dienste dar. In der Literatur werden an Funktion und Person hohe Erwartungen geknüpft: Case-Manager sollen neben der zentralen Kooperations- und Koordinationsfunktion auch Steuerungsfunktionen übernehmen. Sie sind Anwälte (Advocacy-Funktion), Vermittler und Makler (Broker-Funktion), Unterstützer (Support-Funktion) und vor allem fallführende Organisatoren (Löcherbach 2018). Für die Hospizarbeit ist neben der klaren Planungsstruktur vor allem das methodische Konzept auf der personalen und das Organisationskonzept auf der administrativen Ebene bedeutsam. CM im Hospizdienst bedeutet klientenzentrierte und bedarfsgerechte Steuerung der Versorgung – vom Bedarfsassessment über individuelle Hilfeplanung bis zur Organisation der konkreten Unterstützungsmaßnahmen. Ein „Fall" ist im ziel- und lösungsorientierten CCM-Ansatz nie ein Individuum, sondern eine problematische Situation, so dass ein Weg der Problemlösung „gemanaged" wird. Jedenfalls gilt dies für die Handlungsebene eines individualisierten Managements (in vorgegebenen Strukturen). Davon zu unterscheiden ist das Case- oder besser Care-Management als überindividuelle Gestaltung von Versorgungsstrukturen. Beides ist für den Hospizbereich bedeutsam. Im Vordergrund steht jedoch das lösungsorientierte Case-Management im Einzelfall. Die bekannten Phasen – Assessment, Planning, Intervention, Monitoring, Evaluation – werden nach Wendt (2018) aufgelistet und für die Hospizarbeit gedeutet:

1 Klärung von Problemanlass und institutioneller Zuständigkeit – z. B. Erstgespräch mit Patienten (stationär oder ambulant) über die Angst, Sterben zu müssen
2 Einschätzung und Bedarfsklärung – z. B. Assessment bzgl. Problemlast, Handlungsbedarf und Ressourcen des sterbenden Menschen und seiner Angehörigen (wie viel Unterstützung ist nötig und möglich und von wem zu erbringen?)
3 Zielvereinbarung und Hilfeplanung – z. B. Kontrakt über die Zusammenarbeit und Prioritäten der Hilfeangebote
4 Kontrollierte Durchführung und Erschließung von Ressourcen – z. B. Kontakt zu ehrenamtlichen Helfern oder Vermittlung bei Beziehungsstörungen, Erschließen materieller Ressourcen
5 Evaluation – z. B. Sicherstellung des vereinbarten Arrangements und Ergebniskontrolle
6 Entpflichtung und Rechenschaftslegung – z. B. Beendigung und „Bilanzierung" der Zusammenarbeit (ggf. Angebot eines Abschiedsrituals)

Die wichtigsten Rollen, die ein Case-Manager im Hospizbereich ausfüllen muss, sind demnach:

- Vermittler und Koordinator (von Hilfen und Ressourcen);
- Berater und unterstützender Begleiter (zur selbstbestimmten Lebensführung – auch in der Trauerarbeit);
- Sachwalter und anwaltlicher Fürsprecher (bei der Durchsetzung von Patienteninteressen).

Standards für das CC-Management definiert die Deutsche Gesellschaft für Case- and Caremanagement (DGCC):

„Fallmanagement wird über eine Abfolge einzelner Prozessschritte realisiert, die in der Praxis ineinander übergehen können, die hier aber (…) analytisch getrennt werden: Grundberatung („Intake") – Diagnose – Zielvereinbarung – Hilfeplanung – Leistungssteuerung. Hinzu kommen Monitoring bzw. Evaluation als begleitende bzw. abschließende Aktivitäten. Für jeden dieser Prozessschritte werden aus der Praxis heraus Standards bestimmt, die erfüllt sein müssen, wenn der Leistungsprozess des Fallmanagement insgesamt erfolgreich sein soll" (Deutsche Gesellschaft für Care und Case Management o. J., Stand 2019).

Die Stärke des Konzepts beruht nach Löcherbach et al. (2018) auf den Prinzipien der Zielausrichtung in der Ablauforganisation, der gesteuerten Zusammenarbeit, der Beteiligung der Nutzer, der Transparenz des

Verfahrens und der schrittweisen Überprüfbarkeit. Damit sollte klar sein, dass das Hilfearrangement nur gemeinsam hergestellt werden kann, in *Koproduktion* mit dem Patienten, um dessen Selbstbestimmung und Lebensführungskompetenz zu stärken, auch und gerade am nahenden Lebensende.

6.3.4 Organisationsentwicklung

Neben der individuellen Handlungsebene darf auch in der Hospizarbeit die Strukturebene nicht vergessen werden. Methodische Zugänge bieten u. a. die Organisationsentwicklung (OE) und die Gemeinwesenarbeit (GWA). Organisationsentwicklung ist kein einheitlicher Ansatz, eher ein Rahmen für unterschiedliche Methoden. Die Deutsche Gesellschaft für Organisationsentwicklung (https://www.projektmagazin.de/glossarterm/organisationsentwicklung) definiert OE als längerfristig angelegten, nachhaltigen Entwicklungs- und Veränderungsprozess von Organisationen und der in ihr tätigen Menschen. Entscheidend ist das gemeinsame Lernen aller beteiligten Personen durch direkte Mitwirkung bei der Bearbeitung und Lösung von Problemen einer Einrichtung.

Grundsätzlich zielt OE also auf die Verbesserung der Selbstregulation und der Problemlösungsfähigkeit. Ohne die OE als eine Form des *geplanten Wandels* weiter auszuführen, sei auf die Chance lernender Organisationen allgemein und den Nutzen einer zielbewussten Umstrukturierung im Besonderen hingewiesen, hier am Beispiel der Implementation der Hospizidee in einem Pflegeheim. Erfolgreiche OE setzt nach Sievers (1993) dreierlei voraus:

1 Sie muss eine Perspektive haben, die von möglichst vielen in einem gemeinsamen Prozess entwickelt wird, d. h. OE ist ein demokratischer Prozess und trägt der Tatsache Rechnung, dass eine Institution nicht besser sein kann als die, die sie tragen. Dazu muss die Veränderung gewollt sein – von der Organisation wie von den Mitarbeitenden. Dies setzt einen Gesprächsprozess unter allen Beteiligten voraus, in den auch die Heimbewohnerinnen einzubeziehen sind. Alle müssen verstehen, weshalb die Hospizidee eingeführt werden soll. Dabei gilt es, die „natürliche" Angst vor Sterben und Tod zu berücksichtigen. Am Ende steht die Formulierung gemeinsamer Ziele. Hierbei müssen Mitarbeiter

erkennen können, dass das neue Konzept auch für sie selbst Vorteile hat und sie bei der Umsetzung nicht alleine gelassen werden.

2 OE beruht auf der Lernfähigkeit und der Lernbereitschaft sowohl der Mitarbeitenden als auch der Organisation. Sie setzt Verbesserung der Kommunikation und der Zusammenarbeit voraus und nutzt so die vorhandenen Ressourcen. Beim Thema Sterben stehen einem Veränderungsprozess jedoch erhebliche Widerstände entgegen. Die ängstliche Hilflosigkeit muss bewältigt werden, bevor die OE zu einer neuen Sterbekultur im Pflegeheim führen kann. Dem dient ein emotionales Trainingsangebot, um im Bewusstsein dieser Ängste leben und arbeiten zu können. Darüber hinaus sind pflegerische und kommunikative Techniken und Methoden zu vermitteln, die den täglichen Umgang mit sterbenden Menschen und ihren Angehörigen erleichtern. Hilfreich ist es, den Prozess durch Supervisionsangebote zu unterstützen. Schließlich gilt es, Qualitäten und Fähigkeiten der Mitarbeiter neu zu entdecken, z. B. die Fähigkeit, sich geduldig zu verhalten. Diese neue Art zu arbeiten, erschließt neue Handlungsmöglichkeiten, die nun freigesetzt werden. Das Neue muss aus der Mitte der im Pflegeheim Tätigen in einem gemeinsamen Gestaltungsprozess entstehen.

3 OE setzt voraus, dass sowohl die Organisation als auch die dort Tätigen davon profitieren, d. h. sie entsteht aus Nützlichkeitsüberlegungen. Gerade in Zeiten knapper Ressourcen muss durch Verbesserung der Qualität auch der „Marktwert" der Institution verbessert werden, allerdings nicht auf Kosten der Mitarbeiter. Deshalb soll die Einführung von Hospizprinzipien für sie erkennen lassen, dass ihnen diese Veränderung nützt.

Selbstverständlich bleiben Fragen: Woran ist eine solche positive Veränderung am Lebensende erkennbar? Kann man sich im Angesicht des Todes überhaupt „wohl" fühlen? Hier gilt es, sich bewusst zu sein, dass im Pflegeheim immer gestorben wird, der Tod also ständig gegenwärtig ist, dass aber dem Vorgang des Sterbens in einem gemeinsamen Gestaltungsprozess eine andere Gestalt gegeben werden kann, die erleichternd, nicht beschwerend ist. Qualitätszirkel des HospizVereins Bergstraße e. V. mit Mitarbeiterinnen von Pflegeheimen bestätigen diese Erfahrung in den Jahren 2015–2019.

6.4 Kompetenz und Kompetenzerwerb

Sozialberufliche Kompetenz generell und „Hospizkompetenz" im Speziellen sind wegen der Komplexität der Aufgabe nicht leicht zu bestimmen. Hilfreich ist zunächst der Dreischritt von Wissen, Können, Haltung – Knowledge, Skills, Attitudes –, der zumindest jeder sozialen Ausbildung zugrunde liegt. Für die Hospizarbeit haben „soft skills" und die innere Haltung ganz besondere Bedeutung. Hospizpioniere bringen manchmal zum Ausdruck, die Tätigkeit bestehe zu 90 % aus Haltung und nur zu 10 % aus spezifischem Fachwissen, vereinfacht: „Hospiz ist Haltung" (Bödiker et al. 2012).

Es gibt zahlreiche Taxonomieversuche, die auch im Zusammenhang der Modularisierung sozialer Studiengänge diskutiert werden. Drei sich ergänzende Zugänge seien angedeutet:

A Tilly Miller (2000, 27) skizziert folgende Typologie sozialberuflicher Fähigkeiten:

- kognitive Fähigkeiten (z. B. analytisches Denken),
- personale Fähigkeiten (z. B. Authentizität),
- soziale Fähigkeiten (z. B. Empathie und Wertschätzung),
- psychomotorische Fähigkeiten (z. B. Konzentration),
- instrumentelle Fähigkeiten (z. B. Stressmanagement).

B Norbert Herriger und Harro Kähler (2001, 8 ff.) bestimmen empirisch ein vierstufiges Kompetenzprofil der Sozialarbeit:

1 persönliche Grundhaltungen und personale Ethik,
2 instrumentelle Kompetenzen,
3 (selbst-)reflexive Kompetenzen und
4 soziale Kompetenzen.

C Peter Löcherbach et al. (2018) entwickeln ein Konzept der Handlungskompetenz für Case-Manager, das auf Sozialarbeit anwendbar ist, als Schnittmenge aus

- Sach- und Systemkompetenz (mit Wissensbeständen wie spezifischem Erklärungs- und Handlungswissen, Organisations-, Infrastruktur- und Kulturwissen);
- Methoden und Verfahrenskompetenz (mit Fähigkeiten wie Net-

working, Kommunikationstechniken, Organisationsfähigkeit, Coaching, Wissensmanagement und Evaluation);
- Sozialkompetenz (mit Fähigkeiten wie Kommunikations-, Kooperations-, Koordinations-, Kritik- und Konfliktfähigkeit, Fähigkeit zur multidisziplinären Zusammenarbeit);
- Selbstkompetenz (mit Fähigkeiten wie Entwicklung der eigenen Persönlichkeit, Bereitschaft und Fähigkeit zur Reflexion).

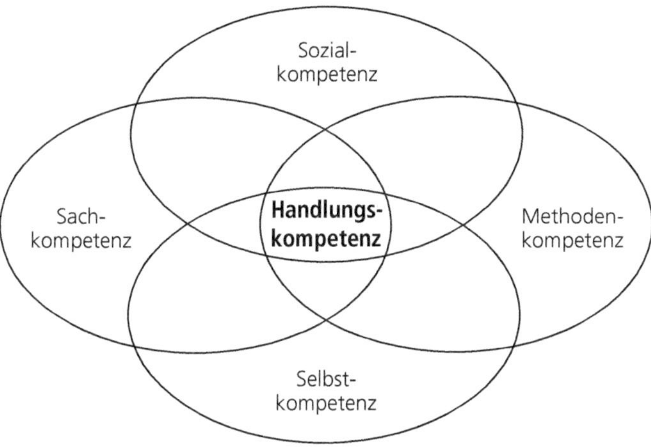

Abb. 5: Sozialberufliche Handlungskompetenz

Die volle berufliche Handlungskompetenz ergibt sich dann als Schnittmenge der Hard- und Softskills – also der Sach-, Methoden-, Sozial- und Selbstkompetenz. Für den Berufsverband DBSH skizzieren Maus et al. (2013) die *Schlüsselkompetenzen* der Sozialen Arbeit:

- Strategische Kompetenz
- Methodenkompetenz
- Sozialpädagogische Kompetenz
- Sozialrechtliche Kompetenz
- Sozialadministrative Kompetenz
- Personale und kommunikative Kompetenz
- Berufsethische Kompetenz
- Beratungskompetenz
- Kompetenz zur Praxisforschung und Evaluation.

Ohne die Kompetenzdebatte weiter zu verfolgen, stellt sich doch auch die Frage nach dem Kompetenzerwerb. Ein Studium der Sozialarbeit erfüllt einen Teil der Anforderungen, ist aber für die Hospizarbeit nicht ausreichend. Daher will das NRW-Qualitätskonzept (2016) eine Brücke zwischen den im Studium der Sozialarbeit erworbenen Grundlagen und den spezifischen fachlichen Anforderungen in der hospizlich-palliativen Arbeit bauen.

- Formale Voraussetzung für die Soziale Arbeit im Bereich Palliative Care ist das Studium der Sozialen Arbeit mit den Abschlüssen Diplom, Bachelor oder Master.
- Persönliche Voraussetzungen sind die Bereitschaft und Fähigkeit, sich mit Krankheit, Tod und Sterben auseinanderzusetzen, in einem multiprofessionellen Team zu arbeiten und das eigene Handeln zu reflektieren.
- Als besondere Voraussetzung bringen SozialarbeiterInnen/Sozialpädagoglnnen aufgrund ihrer Ausbildung die notwendige Schnittstellenkompetenz zur Zusammenschau der Bereiche Pädagogik, Psychologie, Medizin, Soziologie, Politik, Wirtschafts- und Rechtswissenschaften mit.
- Die spezifische Beratungskompetenz ermöglicht eine handlungs- und zielorientierte Vorgehensweise, die alle am Prozess beteiligten Personen oder Dienste vernetzt – unter besonderer Berücksichtigung der Autonomie, Selbstbestimmung und Würde der Betroffenen.
- Außerdem ist die spezifische Qualifizierung in Palliative Care für psychosoziale Berufe notwendig (http://www.dgpalliativmedizin.de/sektionen/sektion-soziale-arbeit.html, 15.12.2019).

Im Übrigen verlangt auch die Rahmenvereinbarung nach § 39a SGB V fachliche Weiterbildung: Für die Anerkennung als Koordinatorin 40 und für Leitungskompetenz 80 Weiterbildungsstunden (die komplette Weiterbildung von Pflegekräften zur Palliative Care Fachkraft erfordert 160 Stunden). Inhalte sind u. a.:

- Vermittlung von Handlungskompetenzen und kommunikativen Kompetenzen gegenüber sterbenden Menschen und ihren Familien sowie der Kommunikationsfähigkeit im Team.
- Entwicklung von Fürsorglichkeit gegenüber Patienten und sich selbst gegenüber. Wer nicht für sich selbst sorgen kann („Selbstpflege"), dem wird Fürsorge schwerlich gegenüber anderen gelingen.
- Supervision zur Verbesserung der Selbstpflege Helfender und der psy-

chosozialen Pflege für Betroffene – ergänzt durch weitere Maßnahmen zur Stressbewältigung und Resilienzstärkung.
- Auseinandersetzung mit eigener Trauer und Sterblichkeit als Kern aller Hospizarbeit. Wie mehrfach gezeigt, ist die Bewältigung eigener Verluste Voraussetzung für die Begleitung von Menschen, die eine solche Verlustkrise gerade durchleben (Müller/Heinemann 2015; Begemann/Seidel 2015).

Die Hospizbewegung ist angetreten, um der Verdrängung von Sterben, Tod und Trauer in der Gesellschaft entgegenzuwirken. Dieser Prozess muss bei denen beginnen, die die Hospizarbeit tragen und trotz möglicher Ängste handlungsfähig bleiben und konstruktiv damit umgehen wollen. Alle Hospizkräfte sollen deshalb durch Fortbildung die Möglichkeit erhalten, etwas für sich selbst und für andere zu tun, denn Hospizarbeit heißt immer, Hilfe zu geben und Hilfe zu nehmen – und zwar möglichst ausbalanciert. Dieses Ziel ist erreicht, wenn die Tätigkeit als Chance zu innerem Wachstum erfahren wird (Schuchter et al. 2018).

6.5 Hospizsozialarbeit: Berufsprofil und Standards

Berufliche Sozialarbeit ist im doppelten Sinne betroffen, d. h. mitbeteiligt und emotional berührt, wenn sie den hospizlichen Anspruch unterstützt, das Sterben in den Alltag zurückzuholen und dabei den Bedürfnissen der sterbenden und trauernden Menschen soweit wie möglich gerecht zu werden. Daher beschränkt sich ihre Mitwirkung nicht auf Administration und Sozialrecht, wie oft fälschlich angenommen wird, vielmehr liegt ihre Stärke in der *person- und umfeldorientierten* Arbeitsweise, die den ganzen Menschen in seiner Situation verstehen und annehmen will (Person-in-environment bzw. Person-in-der-Situation Konzept). Tatsächlich ist der Umgang mit Sterben, Tod und Trauer in allen Aspekten sozialarbeitsrelevant: Abschied, zerbrechende Sicherheit, Grenzerfahrung, existentielle Krise (Mühlum 2014). Da die Soziale Arbeit in fast allen Handlungsfeldern mit *Verlusterfahrung* konfrontiert ist (Verlust von Arbeit, Beziehung, Gesundheit, Lebensperspektive), muss sie auch Personen in dieser wohl schwierigsten Phase des Lebens begleiten können. Die vom Berufsverband vertretenen ‚Schlüsselkompetenzen' (Maus et al. 2013) und die ‚Theorien der Sozialen Arbeit' (Engelke et al. 2018) bieten dafür eine solide Grundlage, müssen aber ergänzt werden im Hinblick auf sterbenskranke Patienten und deren

Lebenswelt. Dies stellt hohe Anforderungen an die Qualifikation der beteiligten Dienste. Dabei sprechen die Passung von Profession und Problemsituation sowie die sozialberufliche Kompetenz ebenso für den Einsatz Sozialer Arbeit im Hospizbereich wie ihre Komplementärrolle zu Medizin- und Pflegeberufen.

Für die DGP-Sektion Soziale Arbeit setzt psychosoziale Arbeit im Hospizbereich grundlegendes Basiswissen voraus:

- sozialrechtliche Kenntnisse (z.B. SGB II, SGB IV, SGB V, SGB VIII, SGB XI, SGB XII),
- psychologische Kenntnisse (z.B. Gesprächsführung, Kenntnisse in Entwicklungs-, Klinischer und Persönlichkeitspsychologie),
- Kenntnisse der Lebenswelt des sozialen Nahraums,
- Beratung,
- Einzelfallhilfe,
- Case Management,
- Empowermentstrategien,
- Arbeit mit dem System Familie,
- Grundlagen der Trauerarbeit,
- Grundkenntnisse in Palliativmedizin und Palliativpflege,
- Organisatorische und institutionelle Kenntnisse (bzgl. Öffentlichkeits-, Gremien- und Vernetzungsarbeit). (www.dgpalliativmedizin.de/sektionen/sektion-soziale-arbeit.html, 28.01.2020).

Im NRW-Qualitätskonzept (2016, 13–14) umfasst die Soziale Arbeit – je nach persönlicher Qualifikation und Weiterbildung – folgende Aufgabenbereiche:

- Koordination der Aktivitäten des ambulanten Hospizdienstes,
- Gewinnung ehrenamtlicher MitarbeiterInnen,
- Durchführung der Erstkontakte,
- Kontaktherstellung zwischen den sterbenden Menschen und den Ehrenamtlichen,
- Einsatzplanung der ehrenamtlichen MitarbeiterInnen,
- Begleitung der HospizbegleiterInnen (Praxisbegleitung ehrenamtlich tätiger Personen),
- Gewährleistung von Supervision für die HospizbegleiterInnen,
- Gewährleistung/Durchführung der Schulung/Qualifizierung der HospizbegleiterInnen,
- Sicherstellung der ständigen Erreichbarkeit des ambulanten Hospizdienstes,

- palliativ-pflegerische und psychosoziale Beratung von sterbenden Menschen und deren Angehörigen,
- Vermittlung weiterführender Hilfen,
- Dokumentation und Qualitätssicherung in der Patientenbegleitung,
- Zusammenarbeit in den übrigen vernetzten Strukturen,
- Öffentlichkeits-, Gremien- und Netzwerkarbeit,
- konzeptionelle und wissenschaftliche Arbeit,
- Organisation, Vermittlung und/oder Durchführung von Trauerbegleitung.

Diese Aufgaben korrespondieren mit den o. g. Schnittstellen Sozialer Arbeit und auch mit der Rahmenvereinbarung nach § 39a SGB V, wo neben Leistungen der ambulanten palliativ-medizinischen Behandlung und Pflege auch *soziale Betreuung* sowie *Sterbe- und Trauerbegleitung* als Finanzierungsvoraussetzung genannt sind. Da die gesetzlichen Leistungen weder ambulant noch stationär kostendeckend sind, ist die hospizliche Arbeit auf private Unterstützung und Spenden angewiesen, die auch mit Hilfe der Sozialarbeit zu generieren wären. Zum Grundverständnis professioneller Sozialarbeit gehört ihre biopsychosoziale Perspektive, auch und gerade bei der Beratung und Begleitung von Menschen in prekären Verhältnissen und in Krisen. Mit ihrer generalistisch-systemischen Orientierung und ihrer fachlichen Kompetenz – je nach Schwerpunkt in Einzelfallberatung, Gruppenarbeit, Gemeinwesen- oder Vernetzungsarbeit – kann sie erheblich zur Erfüllung hospizlicher Aufgaben beitragen.

Auf die detaillierte Beschreibung der *Qualitätsmerkmale* im Beratungsprozess, in der Begleitung Ehrenamtlicher, in der Trauerberatung und -begleitung, in der Vernetzungs- und Gremienarbeit sowie in der Öffentlichkeits- und Bildungsarbeit sei verwiesen Zu nennen sind jedoch die im Qualitätskonzept hervorgehobene Beziehungsqualität und die zentralen Aufgaben, die dort alle durchdekliniert sind nach Struktur-, Prozess-, Ergebnis- und Beziehungsqualität (NRW 2016, 34–45):

- Beratung,
- Gewinnung, Befähigung und Begleitung von ehrenamtlichen MitarbeiterInnen,
- Unterstützung des fachlichen Bezugssystems,
- Trauerbegleitung,
- Kooperationen und Gremienarbeit,
- Öffentlichkeitsarbeit, offene Bildungsarbeit und Kulturarbeit,
- Hospiz- und Palliativpraxis als Lernort für Studierende der Sozialen Ar-

beit.

Diese Aufgaben entsprechen zwar weitgehend dem allgemeinen *Berufsprofil Sozialer Arbeit*, der hospizliche Kontext stellt aber besondere Anforderungen: Die Beteiligten müssen sich fachlich bewähren und ‚hospizlich' profilieren (z. B. Teamfähigkeit statt Einzelkämpfertum und persönliche Zuwendung statt Routine). Hinzu kommt, dass sich hier kein Experte auf sein Spezialistentum beschränken kann (alle sind auf eine ganzheitliche Sichtweise verpflichtet), auch bereitet kein Studium ausreichend darauf vor, sich mit dem eigenen Sterben und dem Sterben anderer Menschen auseinanderzusetzen. Daher sind einschlägige Fort- und Weiterbildung inklusive Selbsterfahrung ebenso wichtig wie fachliche Unterstützung, Fallbesprechung und Supervision – originäre Elemente professioneller Sozialarbeit. Hier kann optimale Kooperation im multiprofessionellen Team zum Gradmesser hospizlicher Glaubwürdigkeit werden.

Hohe Übereinstimmung mit den hospizlichen Anforderungen weist das Kompetenzprofil *Klinische Sozialarbeit* auf. Es steht für eigenständige Beratung und Behandlung, die an besondere Voraussetzungen gebunden ist. Im aktuellen Spezialisierungsdiskurs gilt sie als Prototyp höher qualifizierter *Fachsozialarbeit* mit der Fähigkeit zur Beratung, Unterstützung und Behandlung von Menschen in krisenhaften Situationen, und zwar im Sinne einer geplanten, zielgerichteten, theoriegeleiteten und methodenbewussten psychosozialen Arbeit (Pauls 2013; Gahleitner/Pauls 2019).

7 Ethische Aspekte

Der Umgang mit Sterben und Tod verschärft die philosophischen Grundfragen nach dem, was wir wissen können, was wir tun sollen und was wir hoffen dürfen. Kant selbst, der sie in seiner Einführung in die Metaphysik so formulierte, fasst sie schließlich in der Frage zusammen: *Was ist der Mensch*? Die Menschheitsfrage, was der Mensch ist, was er sein kann und sein soll, stellt sich in der Hospizarbeit mit besonderem Ernst. Bezugspunkte philosophischer Anthropologie und damit aller Ethik sind die Würde des Menschen, die Erfüllung seiner grundlegenden Bedürfnisse und das Streben nach einem guten Leben (und Sterben). Das ist nicht ohne Konflikte und nach aller Erfahrung auch nicht ohne Leid erreichbar, womit sich unvermeidlich die Frage nach dem Sinn – im Leben und im Sterben – aufdrängt, flankiert vom Bemühen um den richtigen Umgang mit dieser existentiellen Grenzsituation (Weiher 2014; Längle / Bürgi 2016; Wildfeuer 2020).

7.1 Moral, Ethos und Ethik

Moral und Ethik haben Hochkonjunktur. Die rasant wachsenden Handlungsmöglichkeiten und Entscheidungsnotwendigkeiten z. B. in der (Bio-)Technik und Medizin erzwingen einen Ethikdiskurs, der Ärztekongresse, Techniktagungen und Parlamente beherrscht. Das Interesse an „moralischen" Themen wächst auch in der Sozialen Arbeit, die es oft mit Entscheidungsproblemen von Klienten zu tun hat – und damit selbst nicht selten in Begründungsnot gerät.
So sehr die Notwendigkeit einer ethischen Vergewisserung des Handelns und Entscheidens einleuchtet, so erklärungsbedürftig sind die Begriffe Moral, Ethos und Ethik:

- Unter Moral werden die sozial geltenden „moralischen" Rechte und Pflichten verstanden, die zusammen mit den gesellschaftlichen Verhaltensnormen unsere konkrete Lebenspraxis bestimmen („sittlich" zu handeln).

- Ethos bezeichnet das subjektive Moralbewusstsein, in dem Personen ihr Leben führen und mit moralischen Grundsätzen begründen (ein „anständiger Mensch" sein wollen).
- Ethik wird die philosophische Reflexion genannt, die nach allgemein gültigen Moralprinzipien sucht und dazu sowohl die normativen Ansprüche (des Einzelnen und der Gesellschaft) prüft als auch nach dem „guten Leben" und „verantwortlichen Handeln" fragt (Schneider 2006).

Ein Sprichwort sagt: Bildung vermittelt Werte, anerkannte Werte bilden die Moral, gemeinsame Moral hält die Gesellschaft zusammen, die Theorie der Moral aber ist die Ethik. Aus den von Lawrence Kohlberg empirisch ermittelten *Stufen der Moral* und Moralentwicklung folgt, dass Werte und Normen stets auf ihre Wirkung und ihre Berechtigung zu prüfen sind. An der *Begründung* von Wertentscheidungen kann dann die moralische Qualität beurteilt werden (Garz 2008). Weitere Anhaltspunkte bieten *ethische Prinzipien*, die als goldene Regel, Gegenseitigkeitsmoral, Nächstenliebe oder kategorischer Imperativ das menschliche Verhalten leiten sollen.

Ohne die Spannung zwischen Autonomie (autonomer Moral) und übergeordnetem Guten (göttlichem Gesetz) zu ignorieren, gilt doch, dass moralische Urteile niemals bloß vom Eigeninteresse, sondern immer von einem *universalen Standpunkt* aus zu treffen sind: Meine Interessen sind nicht einfach deshalb wichtiger als andere, weil es meine sind. So unterschiedliche Autoren wie J. Bentham und J. Habermas, J. P. Sartre und J. Rawls stimmen darin überein, dass Universalisierbarkeit ein zwingendes Merkmal moralischer Urteile und damit auch der Ethik ist. Letztendlich ist dabei immer die Würde des Menschen gemeint, die beim Sterben und Trauern besonders verletzlich ist.

7.2 Hospizarbeit und Ethik

Das Verhältnis von Hospiz und Ethik kann im Hinblick auf das alltägliche und das professionelle Handeln erörtert werden, wobei Wertkonflikte und Entscheidungsnot im Angesicht des nahen Todes besonders schwer wiegen – besonders, wenn es um die so genannten „letzten Dinge“ oder „Letztverfügungen“ geht. Da die Menschen heute auf das Leben und Sterben mehr Einfluss nehmen können als jemals zuvor, ergeben sich eine Fülle ethischer Probleme. Schließlich muss diese Einflussnahme begründet und koordiniert, aber auch verantwortet werden (Maio 2014; Heller/Heller 2018).

7.2.1 Alltagsethik – Lehre vom gelingenden Leben

„Mit der Dimension des Sozialen ist das Problem der Moral untrennbar verbunden. Soziale Beziehungen haben immer moralische Qualität, ob als Konkurrenz oder Kooperation, ob als Hilfe oder Dienstleistung. Wo Moral eine Rolle spielt, ergeben sich moralische Probleme und damit auch die Notwendigkeit, sich über sie Gedanken zu machen, also für Ethik“ (Schneider 2006, 12). Ethik kann also als „Theorie der Moral“ oder „kritische Theorie des Ethos“ verstanden werden. Nach Fritz Volz (2000) geht es dabei um *Orientierungsprobleme* des menschlichen Handelns: Wer sich in seinem Handeln orientieren will, wer andere in ihrem Handeln beraten, das Handeln kommentieren, billigen oder missbilligen will, stets werde er feststellen, dass menschliches Handeln immer schon Wertungen enthält. Gesellschaften und Gruppen geben bereits Antworten auf die Fragen: Was soll ich tun? Wie kann mein Leben gelingen? Meist basieren die Antworten auf Traditionen und Autoritäten.

In einer Ethik als *Anleitung zum guten Leben* (Maio 2014) oder *Lehre vom gelingenden Leben* wird der Handelnde als Subjekt einer Lebensführung verstanden, bei der nicht nur die moralische Qualität einer konkreten Entscheidung, sondern die – subjektiven und objektiven – Bedingungen gelingender Lebensführung grundsätzlich interessieren, d. h. auf Philosophie, Kultur und Religion Bezug zu nehmen. „Der Fokus der antiken Ethik ist dieses Thema: Eudaimonia (Glückseligkeit), das Gelingen des eigenen Lebens, das jeder will, und von dem doch den meisten nicht klar ist, worin es besteht. Antike Ethik ist Kunstlehre des Lebens.“ (Spaemann 1993, 9). Das Streben des Menschen nach Glück (das sogar Verfassungsrang haben kann, wie die amerikanische Verfassung zeigt) könnte also einen Weg weisen. Wann aber ist der Mensch glücklich? Josef Pieper (1984) gibt in einem berühmten Essay die nur scheinbar triviale Antwort: „Glücklich ist, wer alles hat, was er will.“ Sie zwingt dazu, weiter zu fragen: Was nämlich *will* der Mensch? Und was kann er verlässlich *haben*? Dabei zeigt sich schnell die vordergründige oder transitorische Bedeutung vieler Wünsche, die meist nicht „Endzweck“, sondern Mittel zu einem dahinter liegenden Ziel und zudem sehr flüchtig sind. In der „praktischen Philosophie“ des

Aristoteles hängt das *gute* Leben von der „Tüchtigkeit zur erstrebten Glückseligkeit" ab. Den Weg weisen vier *Kardinaltugenden* Weisheit, Gerechtigkeit, Tapferkeit, Besonnenheit, denen die christliche Anthropologie noch Glaube, Hoffnung und Liebe hinzufügt. Auch wenn dem modernen Menschen der Tugendbegriff seltsam überholt erscheint, können diese sieben Grundhaltungen zweifellos zum Gelingen des Lebens beitragen, wobei die alltagspraktische Umsetzung stets situationsbezogen geleistet werden muss, also z. B. in der Lebenswelt von Patienten oder Trauernden. Die Anthropologie geht von menschlichen Grundeigenschaften, der Schöpfung des Menschen als Gattungswesen, aus. Auch daraus können Sollensforderungen abgeleitet werden. Schilling (2000, 249) benennt solche *anthropologischen* Dimensionen:

- biologisch-leiblich,
- emotional-affektiv,
- kognitiv-rational,
- psychomotorisch,
- sozial-kommunikativ und
- kulturell-ethisch.

Sie lassen sich mit den Bedürfnissen und grundlegenden Verhaltenstendenzen verbinden, wie sie in einer Stufenfolge von Grund-, Sicherheits-, Sozial- und Kreativitätsbedürfnissen bei Abraham Maslow (*Bedürfnispyramide*), im Bestreben des Menschen nach Ausbildung der in ihm angelegten Möglichkeiten und Fähigkeiten bei Carl Rogers (*Aktualisierungstendenz*) und in der Suche des Menschen nach Sinn bei Viktor E. Frankl (*Logotherapie*) zum Ausdruck kommen. Diese Ansätze sind für die sozialberufliche Arbeit im Allgemeinen und die Hospizarbeit im Besonderen von grundlegender Bedeutung, weisen sie doch den Menschen als einmalig-einzigartiges, sozial-kommunikatives, sittlich-verantwortliches und sinnsuchend-religiöses Wesen aus. Hier liegt der eigentliche Grund für die oben geforderte vierfache Ausrichtung aller hospizlichen Begleitung an den physischen, psychischen, sozialen und spirituellen Anliegen des sterbenden und trauernden Menschen.

7.2.2 Berufsethik – Lehre vom professionellen Handeln

Spezifische Berufsethik wird dort benötigt, wo das Handeln die sonst üblichen Grenzen überschreitet und die Betroffenen mehr oder weniger schutzlos ausgeliefert sind, z. B. beim notwendigen Körperkontakt des ärztlichen Handelns oder der Pflege. Das gilt auch für die Intimität der Beziehung in der psychosozialen Arbeit, worauf der Code of Ethics (international) und die Berufsethischen Prinzipien des DBSH (national) eine Antwort geben. „Die ethisch zu begrenzende Grundkonstellation der Sozialen Arbeit ist die der asymmetrischen Beziehung zwischen den professionell Handelnden und den Klienten“ (Schmid-Noerr 2002, 246).

Beratung und Begleitung als Kernkompetenzen der Sozialen Arbeit müssen dabei nicht nur fachlich „richtig“ und methoden“gerecht“, sondern auch im sozioemotionalen Sinne „empathisch“ und im ethischen Sinne „korrekt“ sein. In einer pluralen Gesellschaft mit ihrer Vielfalt an Lebensentwürfen und Lebensdeutungen ist die verlangte „ethische Kompetenz“ der Sozialarbeit schwieriger, gleichzeitig aber auch notwendiger als je zuvor, weil immer mehr Lebensfragen bewusst entschieden werden müssen, die früher von Traditionen und Autoritäten bereits beschlossen waren. Insofern kann von „Lebensführung als Arbeit“ (Voß 1991) gesprochen und das Lebensführungskonzept zum *Schlüsselbegriff* der Sozialarbeitswissenschaft werden (Feth 2003). Die Qualität eines „angemessenen“ beruflichen Handelns ist dann so wichtig, dass sie zur Voraussetzung für die professionelle Anerkennung wird. Um Missverständnisse zu vermeiden: Berufsethiken stellen keine neuen moralischen Gebote auf, sondern konkretisieren Rechte und Pflichten, vor allem aber geben sie argumentative Hilfen für den Umgang mit „typischen“ Konflikten. Eine besondere Problematik der sozialen Berufe und ihrer Moral besteht darin, dass nicht nur ihr Ziel moralisch legitimiert sein muss und die Folgen und Nebenfolgen bedacht sein wollen, sondern dass ihre Objekte selbst moralfähige Subjekte sind und die Mittel in moralisch strukturierten Interaktionen bestehen. Damit verlieren klare inhaltliche Regeln an Bedeutung und Vorgehensweisen werden wichtiger. Das erklärt auch die wachsende Bedeutung von prozeduralen Verfahren, Ethikkonferenzen und -kommissionen (Wildfeuer 2020).

Der Berufskodex Sozialer Arbeit bezieht sich allerdings aus gutem Grund nicht nur auf die unmittelbare Interaktion zwischen Professionellen und Klienten, sondern auch auf den institutionellen und gesellschaftlichen Rahmen. Die moderne Sozialarbeit versteht sich deshalb mit einem gewissen Sendungsbewusstsein als „Menschenrechtsprofession“. Und die Präambel der Berufsethischen Prinzipien des DBSH betont die beruflich geleistete „Solidarität mit Menschen, insbesondere mit Menschen in sozialen Notlagen.“ Eine zeitgemäße Sozialarbeit muss jedenfalls ein Dreifaches integrieren: Sie ist gleichzeitig der Autonomie des Individuums (Personalität), dem Vorrang der kleinen Lebenskreise (Subsidiarität) und dem sozialen Ausgleich i. S. der sozialen Gerechtigkeit (Solidarität) verpflichtet (Lob-Hüdepohl 2007, 282). Damit zeigt sich erneut, dass Sozialarbeit ihrem Wesen nach eine moralische Veranstaltung ist (nicht nur eine moralische Instanz des Sozialstaates).

Ziel aller Sozialarbeit ist es, die Lebensführung und Lebensbewältigung von Menschen auch unter schwierigen Bedingungen zu unterstützen und gleichzeitig eine Verbesserung dieser Bedingungen zu bewirken. Die berufsethischen Anforderungen sind in Bezug auf das Rollendifferenzial beruflicher Sozialarbeit als ethische Pflichten gegenüber den Klienten, sich selbst, den Kollegen, den Institutionen, dem Berufsstand und der Gesellschaft zu bestimmen. Das berufliche Handeln soll dabei – so der Berufsverband – in der Würde der Person seine unbedingte und allgemeine Orientierung haben.Grundzüge einer „Ethik der Intervention“ wurden von Schlüter (1995, 167 ff.) in folgende Leitsätze gefasst: streitbare Toleranz, Achtung vor der Person, unparteiliche Parteinahme, Selbstverwirklichung und Selbstbestimmung, Beeinflussung und Emanzipation, partnerschaftliche Berufsbeziehung, Selbstprüfung und Überprüfung des fachlichen Instrumentariums. Grundsätze und Prinzipien der genannten Art können in Konflikt- und Entscheidungssituationen Orientierungshilfe geben, ersetzen aber nicht die Entscheidung selbst, die stets persönlich getroffen und verantwortet werden muss. Das wird an konkreten Herausforderungen und Konflikten des beruflichen Alltags deutlich. Ohne eine schnelle Antwort zu geben, zeigt sich, dass ethische Entscheidungen stets gründliches Nachdenken und den Mut verlangen, das als richtig Erkannte auch umzusetzen. Helfen können dabei Ethikkomitees und Ethikberatung (Coors et al. 2015b) sowie insbesondere die Methode der „Ethischen Fallbesprechung“, die in klinischen Settings und in der Hospizarbeit zunehmend Verbreitung findet (https://www.malteser.de/krankenhaeuser/ethische-fragen/ethische-fallbesprechung.html, 19.01.2020).

7.2.3 Hospizethik – Lehre vom gelingenden Sterben

Das wachsende Bedrohungspotenzial der Postmoderne wird an den Grenzen des Lebens, an seinem Anfang und Ende, besonders deutlich. Empfängnis, Geburt und Tod „geschehen" nicht mehr einfach, sondern werden immer mehr „gestaltbar" und damit auch manipulierbar, was bewusste und verantwortliche Entscheidungen voraussetzt. Ethische Probleme im Hospizbereich beziehen sich zumeist auf die Güterabwägung in Konfliktsituationen – in der Spannung von Autonomie und Fürsorglichkeit (Graf / Höver 2006; Maio 2014).

Die Hospizarbeit beruht auf einigen Grundsätzen, die mit den berufsethischen Prinzipien der Sozialarbeit wohl kompatibel sind, deren sich die Sozialarbeiterinnen vor Ort – und vor der Entscheidung für das Handlungsfeld Hospiz – aber bewusst sein müssen. Dazu gehört der unbedingte Verzicht auf eine absichtsvolle Lebensverkürzung, stattdessen die Bereitschaft zu einer liebevollen Annahme des sterbenden Menschen und seine Begleitung bis zum natürlichen Tod, also *Sterbebegleitung anstelle von Sterbehilfe* (Kapitel 4.2). Dem liegt die Überzeugung zugrunde, dass für den letzten Lebensabschnitt vor allem der Wunsch besteht, bis zuletzt in Würde leben zu können, Gemeinschaft mit vertrauten Personen zu haben und möglichst schmerzarm in vertrauter Umgebung gut versorgt zu werden. In diesem Sinne kann von einer *Hospizethik* gesprochen werden, die von der Hospizbewegung aller Länder getragen wird (Napiwotzky / Student 2007; Everding / Westrich 2004). Dennoch ist es wohl noch schwieriger, die Vorstellungen von einem „gelingenden Sterben" zu konkretisieren als die vom gelingenden Leben, auch wenn sich beide gegenseitig bedingen.

Zunächst gilt auch hier, dass es zwar Vorstellungen von einem *guten Sterben* gibt, diese aber kulturell und individuell unterschiedlich sein können. Außer der Ablehnung eines gewaltsamen Todes scheint es auf den ersten Blick wenig Übereinstimmung zu geben. Und gewiss gibt es keine darüber hinausgehende Verbindlichkeit in der Moderne. *Religiöse* Normierungen wie die Ars moriendi (Kunst des Sterbens) des Mittelalters (Klärner 2007) (Kapitel 8) oder *wissenschaftliche* Normierungen wie das Phasenmodell von Elisabeth Kübler-Ross (1971) können Hinweise geben, sollten jedoch keinen Anpassungsdruck erzeugen. Aus Sicht des Sozialwissenschaftlers zählt Feldmann (2010) auf: Der *gute Tod* finde heute in hohem Alter und unter medizinischer Überwachung statt, es sollte in der Generationsfolge gestorben werden, utilitaristische Vorstellungen und die Situation des Bezugskollektivs spielen eine Rolle. Außerdem biete sich eine Verbindung des „guten Sterbens“ mit Vorstellungen von einem guten Altwerden an, d. h. mit der von Persönlichkeit und Lebensgeschichte abhängigen individuellen Ausprägung von Aktivität oder Disengagement. Da Sterben mehr als ein biologischer Vorgang, vielmehr verwoben mit psychischen, sozialen, spirituellen und kulturellen Anteilen ist, gilt es, alle diese Faktoren zu berücksichtigen und zu einem möglichst harmonischen Zusammenwirken zu bringen. „Orchestrating the End of Life … has two interrelated functions: to maximize the positive content of life so as to make it enjoyable and worthwhile and to minimize the suffering“ (Loewy / Springer-Loewy 2000, 83).

Im Rückbezug auf die o. g. anthropologischen Dimensionen wird von den Aufgaben oder „Richtzielen“ einer Daseins-Erhaltung, Daseins-Erfüllung, Daseins-Erhellung, Daseins-Bewältigung, Daseins-Mitverantwortung und Daseins-Bestimmung gesprochen (Schilling 2000, 261). Hospizliche Sozialarbeit wird neben der Daseinserhellung und -bestimmung vor allem mit der Daseinsbewältigung befasst sein, weil die gesamte Existenz des sterbenden Menschen infrage steht und diese letzte Phase des individuellen Daseins durchlebt und durchlitten werden muss. Das kann auf sehr unterschiedliche Weise geschehen, ist aber auch eine Frage der Lebensqualität, die durch äußere Umstände (z. B. Pflege und Versorgung), soziale Beziehung und spirituelles Angebot geprägt wird. Die Hospizarbeit steht dabei unvermeidlich in der Spannung von Vertrauen versus Vertrauenskrise, Hoffen versus Angst, Sinnerfüllung versus Sinnverfehlung, Freiheit versus Verantwortung. Da der Mensch keine Monade ist, sondern wesensmäßig auf den Mitmenschen angelegt und angewiesen ist (Sozialnatur des Menschen), hat die begleitende Unterstützung nicht nur ihren Wert in sich, sondern auch im Hinblick auf die Beziehungsgestaltung des sterbenden Menschen. Ohne hospizliche Initiative geht nicht selten der *soziale Tod* dem *biologischen Tod* voraus. Ungewollte Vereinsamung aber bringt den Menschen um eine der wichtigsten Ressourcen, nämlich die mitmenschliche Zuwendung und sozialemotionale Unterstützung, die er in den Grenzsituationen des Daseins ebenso dringend braucht wie spirituelle Begleitung (Icking 2015) – Spiritualität verstanden als eine *Basisfähigkeit*, „die allen Menschen Sinnsuche, Singgebung und (Selbst-) Transzendenz ermöglicht“ (Heller / Heller 2018).

7.2.4 Charta zur Betreuung schwerstkranker und sterbender Menschen

Die „Charta zur Betreuung schwerstkranker und sterbender Menschen in Deutschland“ (DHPV, DGP, BÄK 2010) gibt der Hospiz- und Palliativversorgung einen verbindlichen ethischen Rahmen und setzt darüber hinaus Zeichen für eine neue Sterbekultur.

„Die letzte Lebensphase und das Sterben eines Menschen zu begleiten und Trauernden zur Seite zu stehen, ist eine anspruchsvolle Aufgabe. Dies stellt hohe Anforderungen an eine umfassende, multiprofessionelle und vernetzte ambulante und stationäre Hospiz- und Palliativversorgung, welche insbesondere die Linderung von Schmerzen und anderen belastenden Symptomen sowie die Stärkung der Lebensqualität anstrebt. In dieser Phase ist ein schwerstkranker und sterbender Mensch in besonderer Weise auf die individuelle Unterstützung und das Miteinander in der Gemeinschaft angewiesen. Die Begleitung eines sterbenden Menschen als wesentliche Lebenserfahrung ist in ihrer Einzigartigkeit zu würdigen und zu respektieren" (Präambel der Charta).

Die Charta wurde bisher von 2.215 Organisationen und 26.011 Einzelpersonen unterzeichnet. Phase III des Charta-Prozesses (2014–2016) fordert die Weiterentwicklung zur *Nationalen Strategie* mit flächendeckender Umsetzung der Ziele, u. a. „öffentlich sichtbare Verantwortung von Gesellschaft und Politik für die letzte Lebensphase und das Sterben“ (http://www.charta-zur-betreuung-sterbender.de/die-charta_unterzeichner.html, 05.12.2019). Daraus folgen als Handlungsempfehlung drei grundsätzliche Ziele: bedarfsgerechte und allen zugängliche, finanziell gesicherte und qualitativ hochwertige sowie wissenschaftsbasierte Hospiz- und Palliativversorgung.

Die Charta steht für die gemeinsame Überzeugung aller Hospiz- und Palliativarbeit und gibt dem Gesundheitswesen und der Gesellschaft Orientierung: Die Leitsätze wirken wie ethische Leitplanken für eine menschendienliche Politik im Hinblick auf das Lebensende.

Auszug aus den Leitsätzen der Charta:

1 Jeder Mensch hat ein Recht auf ein Sterben unter würdigen Bedingungen. Er muss darauf vertrauen können, dass er in seiner letzten Lebensphase mit seinen Vorstellungen, Wünschen und Werten respektiert wird und dass Entscheidungen unter Achtung seines Willens getroffen werden.
2 Jeder schwerstkranke und sterbende Mensch hat ein Recht auf eine umfassende medizinische, pflegerische, psychosoziale und spirituelle Betreuung und Begleitung, die seiner individuellen Lebenssituation und seinem hospizlich-palliativen Versorgungsbedarf Rechnung trägt.
3 Jeder schwerstkranke und sterbende Mensch hat ein Recht auf eine angemessene, qualifizierte und bei Bedarf multiprofessionelle Behandlung und Begleitung. Dazu benötigen die in der Palliativversorgung Tätigen das erforderliche Fachwissen, Fähigkeiten und Fertigkeiten sowie eine reflektierte Haltung.
4 Jeder schwerstkranke und sterbende Mensch hat ein Recht darauf, nach dem allgemein anerkannten Stand der Erkenntnisse behandelt und betreut zu werden ....

7.3 Wertkonflikte und Entscheidungsnot

Eine Hospizarbeit, die die Würde des Menschen auch in der letzten Lebensphase und bis zum Ende wahren will, gerät immer wieder in Entscheidungsnot. Wenn unterschiedliche Interessen, Sichtweisen und Werthaltungen miteinander kollidieren, ist oft keine eindeutige und allseits befriedigende Lösung möglich. Von ökonomischen Anliegen bis zu Beziehungskonflikten, von Alltagsproblemen bis zu Behandlungskontroversen und Fragen der Lebensverlängerung oder -verkürzung reichen die Entscheidungen mit unterschiedlichen Abstufungen und Schwierigkeitsgraden. Da in der Hospizethik der Sterbende und *seine* Entscheidungen Priorität haben sollen, sind jene Konflikte besonders belastend, die die Autonomie des Patienten tatsächlich oder scheinbar infrage stellen. An zwei existenziellen Anliegen soll das gezeigt werden.

A) Umgang mit schwerwiegenden Diagnosen: Dies kann vor allem bei ungünstiger Prognose für alle Beteiligten bedrückend sein. Was heißt dann „Wahrheit am Krankenbett“ und „Würde des Sterbenden“ konkret? Und wer trifft wann welche Entscheidung zur Aufklärung? Grundsätzlich gibt es zwei entgegengesetzte Positionen: Wahrheit und Klarheit versus Zurückhaltung und Schonung. Zunächst ist gewiss eine offene und direkte Kommunikation wünschenswert, also die Mitteilung der Diagnose, andererseits muss die seelische Belastbarkeit des Betroffenen berücksichtigt werden. Auffallend ist das häufige Nicht-Wahrhaben-Wollen des nahenden Todes. Die „Boten des Todes“ werden wie im gleichnamigen Märchen ignoriert oder umgedeutet, um Hoffnung zu behalten. Soll der unheilbar Kranke dann – auch gegen seinen Willen – aufgeklärt werden? In rechtlicher Hinsicht hat er einen Anspruch auf Aufklärung durch den behandelnden Arzt, aber er entscheidet, ob und wie weitgehend er aufgeklärt sein will. Zeitpunkt und Art der Aufklärung stehen dann im Ermessen des Arztes, der (sich und anderen) mitunter schwer eingestehen kann, den Kampf gegen die Krankheit verloren zu haben und zudem oft ein schlechter Gesprächspartner für alle „Fragen danach“ ist, einschließlich der Angst, Wut und Verzweiflung von sterbenden Patienten. „Wahrheitsgespräche“ seien Balanceakte zwischen Wahrheit und Mitgefühl, Nähe und Distanz, die hohe kommunikative Kompetenzen erfordern, urteilt Ernst Engelke (2012; 2015). Abgesehen von Erfahrungen, die vermuten lassen, dass unheilbar kranke Menschen tief im Innern – oft schon vor den Experten – „Bescheid wissen“, müssen die beteiligten Fachdienste klären, wie sie mit ihrer Informiertheit umgehen, besonders wenn der Betroffene Abwehr signalisiert. Die „hospizliche“ Antwort kann dann wohl nur eine behutsame Annäherung an das Thema sein, in der Überzeugung, dass der Kranke Zeit braucht, die Einsicht zuzulassen und Mitmenschen, die diese Last mit ihm tragen. Die Würde ist gewiss dann verletzt, wenn das gesamte Umfeld informiert ist, nicht aber der Patient, oder wenn (nicht selten) Angehörige und Patienten versuchen, ihr Wissen um das nahe Ende voreinander zu verbergen. Auch wenn dies in „bester Absicht“ geschehen mag, sind Irritationen die Folge – und beide bleiben mit ihrer Trauer allein. Auch deshalb wäre es gut, den Sterbeprozess anzusprechen und Kräfte freizusetzen, um die verbleibende Lebenszeit bewusst gestalten zu können. Aus christlicher Sicht kommt die Chance hinzu, das Sterben als „Tor zum Leben“ zu verstehen und sich in dieser Hoffnung gegenseitig zu stärken.

B) Wunsch nach Sterbehilfe: Dieser wird auch im Hospizbereich offen und verdeckt geäußert. Die Entscheidungsnot ist hier noch größer, da die hohen Werte des Selbstbestimmungsrechts des Patienten und der Unverfügbarkeit des Lebens in Konflikt geraten, während die *Hospizethik* die absichtsvolle Verkürzung des Lebens ausdrücklich ablehnt. Es geht dabei nicht um „passive" Sterbehilfe – in der vertrauten häuslichen Umgebung zu sterben, kann wegen fehlender medizinischer Möglichkeiten lebensverkürzend, eine intensivmedizinische Versorgung in der „Sterilität" einer Intensivstation lebensverlängernd sein, wobei beide Lösungen ethisch vertretbar sind, wenn der aufgeklärte Patient sich bewusst entscheidet –, sondern um die aktive Tötung auf Wunsch eines Patienten. Diese *aktive Sterbehilfe* wird im Hospizbereich aus mehreren Gründen abgelehnt: In religiöser Hinsicht wird u. a. auf Gott als Herrn über Leben und Tod verwiesen (Tötungsverbot des Dekalogs), aus rationaler Sicht auf die Irrtumsmöglichkeit (Tötungswunsch ist umkehrbar, Tötung hingegen irreversibel), aus sozialpsychologischer Betrachtung auf die Gefahr der Manipulation des Tötungsbegehrens (Gruppendruck, Kostendruck), in soziologischer Hinsicht auf die Absenkung der Hemmschwelle (Dammbruchthese), aus ethischer Perspektive auf die, wenn auch unterschwellige Bewertung von Lebensqualität als lebenswert oder unwert, aus hospizlicher Sicht ist zusätzlich der Vertrauensverlust zu bedenken (Zusicherung von Begleitung anstelle von Tötung) und aus professionellem Blickwinkel die Konfusion der helfenden Beziehung (lebensdienlich versus tötend). Viel zu selten wird schließlich thematisiert, dass der Tötungswunsch von jemandem exekutiert werden müsste, was jedenfalls nicht gegen die Überzeugung der Beteiligten verordnet werden kann, ohne wiederum gegen deren Würde zu verstoßen.

Die Entwicklung in den Niederlanden ist ein Beispiel für die Erosion des Wertebewusstseins, wenn die Option des Tötens eröffnet wird: Zuerst wurden seit 1973 in der *Rechtsprechung* enge Kriterien definiert, nach denen Ärzte straflos bleiben konnten („übergesetzlicher Notstand"); dann wurden 1994 – bei strafrechtlichem Verbot der Sterbehilfe – „Sorgfaltskriterien" benannt, bei deren Einhaltung die Staatsanwaltschaft auf Ermittlungen verzichtet; schließlich wurde die Sterbehilfe mit einigen formalen Auflagen legalisiert, d. h. sie ist seit 2001 straffrei. Seitdem steigen nicht nur die Tötungszahlen, es wird auch ohne Einwilligung „aktive Sterbehilfe" vollzogen. Die Summe aller gemeldeten Euthanasiefälle verdoppelte sich in den Niederlanden von 2008 bis 2013 auf 4829, das sind 3 % aller Sterbefälle (Belgien: 5 %). In Belgien ist seit 2014 die Lebensbeendigung auch für Minderjährige und psychisch Kranke möglich (Spaemann et al. 2015, 59ff.). Die Folgen sind eine wachsende Selbstverständlichkeit der Durchführung *und* zunehmende Ängste chronisch kranker und alter Patienten vor Klinikeinweisungen zu „fremden" Ärzten. Die Analogie zur Entwicklung der Abtreibung ist verblüffend, wo das „unrechtmäßige, aber unter bestimmten Bedingungen straffreie Handeln" – so die Urteilsbegründung des BVerG von 1993 – im Bewusstsein der Öffentlichkeit zum Rechtsanspruch mit Finanzierung durch die Krankenkasse und Anspruch auf flächendeckende „Versorgung" führte. Hier wie dort entstand ein fragwürdiger Kompromiss, der die Tötung formal verbietet, in der Praxis aber straflos ermöglicht – und damit die Sensibilität und das moralische Bewusstsein nachhaltig verändert.

Ohne die Selbstbestimmung des Patienten damit infrage zu stellen, antwortet die Hospizbewegung auf das Dilemma anstatt mit Vollzug des Patientenwunsches mit der Annahme des verzweifelten Menschen und der Bereitschaft zur solidarischen Begleitung und bestmöglichen Ausgestaltung seiner letzten Lebensphase, einschließlich einer optimalen Schmerztherapie.

„Die Hospizbewegung, nicht die Euthanasiebewegung, ist die menschenwürdige Antwort auf unsere Situation. Wo Sterben nicht als Teil des Lebens verstanden wird, da beginnt die Zivilisation des Todes" (Spaemann et al. 2015, 168).

Mit dem sterbenden Menschen über sein Leben und sein Sterben zu sprechen, ist ein hospizliches Angebot, das die Chance enthält, sich emotional und spirituell auf den Tod vorzubereiten und ihn vielleicht auch innerlich anzunehmen.

7.4 Leiden, Leid und die Sinnfrage

Leiden zu müssen ist vielleicht eine noch tiefere persönliche Erfahrung als die des Glücks – und nicht nur schwerer zu ertragen, sondern auch schwieriger zu vermitteln. Diese Unzugänglichkeit erschüttert auch den Helfer. Dennoch ist das Leid in der Hospizarbeit ein Zentralthema, wenn sich die *Lebensperspektive* verengt und die *Leidensperspektive* weitet (Längle/Bürgi 2016).

Zwar gehört das Leiden zum ganzen Menschsein, und vermutlich können wir Glück nur empfinden, weil wir auch Leid erleben oder zumindest darum wissen. Auch die Gesundheitswissenschaft geht davon aus, „dass Heterostase, Ungleichgewicht und Leid inhärente Bestandteile menschlicher Existenz sind, ebenso wie der Tod“ (Antonovsky 1997, 6). Im Unterschied zur Pathogenese, die nach den Ursachen von Krankheit (und Leid) fragt, suchte Aaron Antonovsky nach Gründen, die den Menschen (relativ) gesund erhalten. Dieser Perspektivwechsel – von der Pathogenese zur Salutogenese – kann auch für die letzte Phase des Lebens hilfreich sein. Schließlich sollen Schwierigkeiten des Lebens integriert und Menschen befähigt werden, die Anforderungen des Lebens zu meistern. Wie im Leben sind auch im Sterben *Widerstandsressourcen* und das *Kohärenzgefühl* als Glaube an ein verständliches, bedeutungsvolles und beeinflussbares Leben (und Sterben) bedeutsam. Die Aufgabe, diese *Gesundheitsparameter* zu stützen und zu fördern, rückt ins Zentrum von Resilienzforschung und „gesundheitsfördernder Palliative Care“.Zur ganzheitlichen Sicht der Hospizarbeit gehört aber auch die oft verdrängte Wahrheit, dass das Leben nicht nur aktiv gestaltet, sondern auch erlebt und erlitten werden muss. Da auch das Ungelebte, Versäumte und Verlorene Wirklichkeiten sind, die der Aufarbeitung bedürfen, wird die Verarbeitung von Verlusterfahrung zu einer Schlüsselstelle der Sterbebegleitung (Kapitel 6.1). Die Deutung und Annahme von Leid fällt immer schwer, besonders aber in einer hedonistischen Gesellschaft, die Leidvermeidung und Lustgewinn zum höchsten Gut erklärt. Alle wichtigen Lebensereignisse (Life-event-Forschung) und Lebensübergänge (Life-Model der Sozialarbeit) haben jedoch leidvolle Anteile, verlangen nach Loslassen, Abschiednehmen und Neuorientierung, auch beim letzten und unwiderruflichen Übergang vom Leben zum Tod. Die Konfrontation mit dem nahen Lebensende stürzt den Betroffenen in eine buchstäblich existenzielle Krise. Ob und wie diese in Abhängigkeit von biopsychosozialen und spirituellen Faktoren bewältigt wird, entscheidet über ein „gutes Sterben“ (Spaemann et al. 2015). Eine gelungene Bewältigung bedeutet einen Zuwachs an personaler Kompetenz und verbessert die relative Zufriedenheit. Insofern gibt es auch im Leiden und im Sterben mehr oder weniger Wohlbefinden, mehr oder weniger Gesundheit.

Die Auseinandersetzung mit eigenem und fremdem Leid ist immer ein individueller Prozess, den helfende Berufe wie auch Volunteers zur eigenen Psychohygiene bewusst gestalten müssen – durch ein „bewusstes Erleben“, sich den „inneren Kräften“ stellen, durch „Teilen des

Leids“ und „Sinnstiftung“ (Rauchfleisch 2001, 126 ff.). Zur Bewältigung dieser existenziellen Herausforderung gehört u. a. die Suche nach der Bedeutung dessen, was dem Leidenden „zugemutet“ wird. Wobei schon diese Formulierung zum Weiterfragen zwingt, etwa wer oder was denn hinter allem Leben, Glück und Leid steht. Ein unerwarteter etymologischer Zusammenhang der Schlüsselbegriffe gibt einen Hinweis: Leiden (von ahd. lidan = gehen, fahren, reisen) und Sinn (von ahd. sin(t) = Gang, Reise, Weg) stehen im direkten Sinnzusammenhang des „auf dem Weg seins“ und implizieren damit beide die Frage nach dem *Ziel* der Reise. Die vielleicht drängendste Unruhe des leidenden Menschen gilt dem Warum und Wozu, in der verzweifelten Hoffnung auf eine Antwort, weil sonst alles *sinnlos* und damit unerträglich wäre (Icking 2015). In der Regel vollziehen sich in Krisen Reifungsprozesse, sie werden aber selten im Reifungsschmerz bewusst. Schon gar nicht lässt sich mit dem Hinweis darauf Trost spenden, auch wenn sich im Nachhinein eine positive Bedeutung für die Persönlichkeit herausstellen sollte. „So unabweisbar die Frage nach dem Sinn ist, sobald sie einmal bewusst geworden ist, so unmöglich ist ihre endgültige Beantwortung. Dieses Ärgernis der Philosophie ist so alt wie diese selbst“, meint Schlüter (1995, 22), wolle man davor nicht in Dogmatismus oder Skeptizismus flüchten, bleibe nur die beständige Reflexion darüber.

Aber kann die Suche nach Antwort schon die Antwort selbst sein oder bedarf es nicht doch eines „Ergebnisses“, mag dieses noch so subjektiv oder vorläufig sein? Dies ist das Thema der Logotherapie. Sie geht von der inhärenten Sinnsuche eines jeden Menschen aus, die im Angesicht des Todes noch an Dringlichkeit gewinnt. „Der Mensch auf der Suche nach Sinn“ und „Das Leiden am sinnlosen Leben“ (Frankl 1983 und 1977) sind bezeichnende Titel. Aufgabe der Logotherapie ist es, den Menschen bei der Sinnsuche zu unterstützen, ohne ihm die Mühe des Suchens abnehmen oder gar die Antwort vorgeben zu können. Der Zusammenhang mit dem Ethikdiskurs wird bei Elisabeth Lukas (2014) deutlich, die, wie ihr Lehrer Frankl, den Menschen unabdingbar „zwischen Sein und Sollen“ gestellt sieht und das Sein nur in der Beziehung zu einem Sollen für inhaltsreich hält. Dazu gehört auch, die innere Anlage zu entfalten und zur Reife zu bringen, die jeder bis zum Ende des Lebens in sich trägt.

Im christlichen Sinne ist schließlich auch eine Mystik des Leidens als Teilhabe am Leiden Jesu Christi und sogar die Aufopferung des eigenen Leids möglich sowie die Hoffnung auf eine Wirklichkeit nach dem Tode, die das „Sterben als Tor zum Leben“ begreift. Allerdings erschließt sich dieser Zugang nur im Glauben. Er kann nicht als Sinndeutung „übergestülpt“ werden, sondern setzt das Vertrauen in eine bedingungslose Liebe voraus, die gerade nicht dogmatisch ist, vielmehr der tiefsten Sehnsucht des Menschen entspricht. Ein solcher Glaube ist ein Geschenk, das auch im Leid auf einen verborgenen Sinn vertraut und nicht an ein blindes Schicksal glaubt. Dazu gehört die Überzeugung, dass jeder Mensch einen Anspruch auf all das hat, was er braucht, um auf wahrhaft menschliche Art leben und sterben zu können (Sporken 1982, 15; Bedford-Strohm 2015).Mit der „Verdunstung“ religiöser Überzeugungen scheint diese Antwort jedoch immer weniger Menschen zu erreichen. In diesem Sinne spricht Jürgen Habermas von der knapp werdenden Ressource Sinn. Das ist umso tragischer, da die verloren gegangene Hoffnung auf Auferstehung auch nicht durch die Philosophie ersetzt werden kann. Sie setzt eine Ahnung von einem „Jenseits“ voraus, die sich dem rein Rationalen entzieht und auch das empirisch Erfahrbare transzendiert (Icking 2015).

Fragwürdig im Vollsinne des Wortes ist also, welche „sinnstiftenden“ Angebote es noch gibt und welche Rolle die Sozialarbeit als Profession dabei übernehmen kann (Mühlum 2007; Lewkowicz / Lob-Hüdepohl 2003). Als Person ist ohnehin jeder in der Hospizarbeit Tätige mit der Sinnsuche – sei es die eigene oder die der Patienten und ihrer Angehörigen – konfrontiert.

Daher gewinnt das Thema „Spiritualität am Ende des Lebens“ (Öxler / Lexa 2018) und „Palliative Spiritualität in der Hospizarbeit“ (Daiker / Hummler-Antoni 2018) seine besondere Bedeutung.

8 Geschichte der Hospizbewegung

„Wer die Menschen sterben lehrte,
der lehrte sie auch leben"
(Michel E. de Montaigne, 1533–1592)

8.1 Sterben, Tod und Trauer im kulturellen Wandel

Im Rückblick auf unterschiedliche Epochen der Menschheitsgeschichte wird erkennbar, wie sehr die Angst vor dem Tod von dem Bemühen begleitet wird, diese Angst zu bewältigen. In diesem Bemühen kann man das Zentrum kulturellen Schaffens der Menschheit sehen. Eine immer wiederkehrende, bewährte Bewältigungsstrategie ist der Gedanke eines Fortbestehens der irdischen Existenz in einer „jenseitigen Welt“. Manche Religionsphilosophen halten überhaupt die Angst vor dem Tod für die Wurzel menschlicher Religiosität (Wittwer 2014; Kumpitsch 2015).

Zu den frühen Zeugnissen solcher Angstbewältigung gehört der *ägyptische Totenkult*. Kaum ein Volk hat so viel Kraft, Energie, Intelligenz und Ressourcen in das Thema der Todesbewältigung investiert wie die Ägypter. Für sie bedeutete der Tod nicht das Ende, er war im Gegenteil der Anfang von etwas Neuem. Der Tod stellte eine kritische Übergangsphase dar, mit der Möglichkeit, zu einer neuen, mächtigeren Existenzform zu gelangen (Assmann 2000). Totenrituale wie Grablegung, Reinigungen, Opfergaben, Einbalsamierungen usw. lassen sich als Teil eines Übergangsrituals verstehen. Dem Verständnis des altägyptischen Totenkults dient das im 19. Jahrhundert veröffentliche *Ägyptische Totenbuch*. Es besteht aus einer Sammlung von Gebeten, Beschwörungen, Mythen, Hymnen und magischen Formeln, die sich auf den Tod und die Reise ins Jenseits beziehen (von Barloewen 2000). Das Totenbuch stellte zugleich eine Art Leitfaden für die Verwirklichung der damals gültigen Tugenden dar. Seine Bedeutung reichte weit in das tägliche Leben der Menschen hinein: Durch ein tugendhaftes Leben konnte man sich einen Platz in der Erinnerung der Nachfolger bewahren und gleichzeitig die Voraussetzung für ein Leben nach dem Tode erfüllen.

Eine ähnlich intensive Beschäftigung mit dem Tod findet sich im Buddhismus wieder. Auch hier existiert eine Art Leitfaden für den rechten Umgang mit dieser kritischen Lebensphase, das *Tibetische Totenbuch* – eigentlich das Buch „von der Befreiung durch hören auf der Ebene nach dem Tode“. Zwar sind die Aufzeichnungen erst im 8. Jahrhundert entstanden, die Tradition des rechten Umgangs mit dem Sterben war davor jedoch durch mündliche Überlieferung über Jahrhunderte hinweg lebendig (von Barloewen 2000, 58). Vordergründig bereitet das Tibetische Totenbuch die Lebenden auf Erscheinungen vor, die direkt nach dem Sterben eintreten. Die Texte wurden als Wegweisung für die Erlösung und Wiedergeburt den Verstorbenen ins Ohr geflüstert. Zugleich bot es in verschlüsselter Form bereits im Hier und Jetzt einen Weg für transzendentale und transpersonale Erfahrungen. Wie eine Reminiszenz an die Leitfäden für ein rechtes Sterben im Sinne des Ägyptischen und Tibetischen Totenbuchs wirkt die im 15. Jahrhundert im europäischen Kulturraum entstandene *Ars-moriendi-Literatur*. Entsprechend den damaligen religiösen Vorstellungen gab es sowohl im Leben wie im Sterben ein Ringen der Mächte der Finsternis mit denen des Lichts um die Seele des Menschen. In festgelegten Stufen stellt diese Literatur das Ringen in der Todesstunde dar. Um dieses Wissen auch den „ungebildeten“ Laien zugänglich zu machen, wurden die Inhalte in teils drastischen Holzschnitten bildlich dargestellt. Auch hier gilt, dass das Wissen um „teuflische Versuchungen“ durch Anfechtungen des Glaubens, Verzweiflung, Ungeduld, Hochmut oder Bindung an materielle Güter nicht erst in der Todesstunde bedeutsam waren, sondern zugleich eine Art „Lebenshilfe-Literatur“ darstellten, die dem Menschen helfen sollte, finsteren und bösen Mächten nicht ungeschützt ausgeliefert zu bleiben (Imhof 2003).

Aus der Perspektive des 21. Jahrhunderts lässt sich mit Philippe Ariès (2005) der Tod vom Mittelalter bis ins 18. Jahrhundert als ein weitgehend kulturell „gezähmtes“ Phänomen deuten. Sterben und Tod sind hier kein individuell und isoliert zu bewältigendes Geschehen, sondern vollziehen sich in Gemeinschaft. Sie sind aufgehoben in Zeremonien und Ritualen, die helfen, den Tod, „nicht sich selbst und seiner Maßlosigkeit zu überlassen“. Die Hinterbliebenen behalten ein Stück Kontrolle über den Tod, indem sie sich des Verstorbenen durch Messen und Fürbitten annehmen. Auch hier ist der Tod also nicht schlicht das Ende, sondern markiert einen Übergang auf eine andere Seinsebene. Sei es, dass die Toten bis zu ihrer Auferstehung schlafen oder dass die Seele nach dem Tode weiterlebt. Erst mit der zunehmenden Individualisierung des Menschen geht seine Vereinzelung einher und mit ihr erhält der Tod seine „wilde“ Gestalt. Die „Verwilderung des Todes“ (Ariès 2005), die im 19. Jahrhundert beginnt und bis in unsere Zeit fortschreitet, ist vor allem an drei Kennzeichen gebunden:

1 Das Verheimlichen und Isolieren des Todes: Es bedeutet in unserer Zeit, dass das Sterben zunehmend den Blicken der Öffentlichkeit entzogen ist. Besonders deutlich wird dies, wenn der Sterbeort betrachtet wird: Starben noch am Anfang des 20. Jahrhunderts fast 80 % der Menschen in der Geborgenheit der eigenen vier Wände, so beenden heutzutage 80 % ihr Leben in der Fremde: der Fremde des Krankenhauses oder des Pflegeheims.

2 Das Belügen und Entmündigen des Sterbenden: Im 19. Jahrhundert beginnt der Anblick eines mit dem Tode ringenden Menschen, seinem Leiden, seinem Schreien, seinen Gerüchen Ekel auszulösen. Deshalb wird es vielfach für unerträglich gehalten, jemandem den Anblick des Sterbens zuzumuten. Dies geht so weit, dass selbst dem Sterbenden der bevorstehende Tod zu verheimlichen versucht wird, so als sei er nicht reif genug, sein eigenes Sterben zu erleben. Diese Infantilisierung des sterbenskranken Menschen nimmt ihm einen Teil seiner Würde.

3 Die Abschaffung der Trauer: Wo das Sterben und der Sterbende keinen Raum mehr haben, hat auch die Trauer ihren Platz verloren. Konsequent wurde daher im 20. Jahrhundert die Trauer „abgeschafft", d. h. abgesehen von geringfügigen Resten wird sie im Alltag nicht mehr sichtbar. Der gesellschaftliche Umgang mit Hinterbliebenen hat das Ziel, sie zu möglichst rascher Rückkehr in die so genannte Normalität zu rufen. Damit aber wird ihnen das Unnormalste abverlangt, was von einem Trauernden überhaupt erwartet werden kann.

Der Tod ist für den Menschen unserer Zeit ein Geschehen, vor dem er flüchtet und sich verstecken möchte. Wenn er schließlich wirklich nicht vermeidbar ist, dann, so wünscht die Mehrheit, möge er doch schnell und plötzlich kommen. Die Isolation der Sterbenden in Institutionen, die schnelle Entfernung der Toten, die Professionalisierung von Bestattung, anonyme Beisetzungen u. Ä. machen es leicht, den Tod aus dem Bewusstsein zu verdrängen. Umso „wilder" überfällt uns das Phänomen dann, wenn wir dem Tod unausweichlich ausgesetzt sind. Ihn auch dann noch vermeiden zu wollen, ist gewiss eine der Wurzeln der Euthanasiebewegung. Als eine Art Gegenbewegung gegen diese Verwilderung des Todes können die in der Mitte des 20. Jahrhunderts einsetzende Hospizbewegung und die aus ihr erwachsene Palliativmedizin angesehen werden.

8.2 Hospizgeschichte und die Rolle der Sozialarbeit

Der Name der modernen Hospizbewegung nimmt Bezug auf den lateinischen Begriff hospitum (Herberge) und gleichzeitig auf die christliche Tradition der Hospize, die in Kleinasien als Xenodochium (Haus für Fremde) begannen und im Mittelalter als Hospital weite Verbreitung fanden. Das Hospiz will eine Herberge für sterbenskranke Menschen schaffen, ihr Leiden lindern, ihr Verbleiben in der vertrauten Umgebung ermöglichen und auch den Angehörigen beistehen. Eine Schlüsselrolle der noch jungen Hospizbewegung spielen die weibliche Heilkunst und Fürsorge.

8.2.1 Weibliche Heilkunst und Fürsorge

Um zu verstehen, was Hospizarbeit und Palliativmedizin bedeuten, lohnt es sich, erneut eine historische Perspektive einzunehmen. Weit zurück in der Geschichte der Heilkunst gelangen wir z. B. in geheiligte Tempelbezirke Mesopotamiens, viele Jahrhunderte vor Christi Geburt, oder auch in den Kreis fremdartig wirkender Riten im alten Dänemark. Und immer treffen wir dort in erster Linie auf Frauen mit besonderen Fähigkeiten und Gaben – nur selten auf Männer mit ähnlichen Begabungen. Die Heilkunst ist im Längsschnitt der Jahrtausende überwiegend eine weibliche Domäne (Achterberg 1991).

Wer die damalige Heilkunst mit dem abstrahierenden Blick des modernen Menschen beschreiben will, findet drei immer wiederkehrende Elemente im Können der heilkundigen Frauen:

- Die Fähigkeit, dem kranken Menschen ganz nahe zu sein und zu bleiben, obgleich das Angst macht. Heute würde das wohl als Empathie bezeichnet werden;
- die Fähigkeit, mutig ganz genau hinzusehen, auch wenn Abstoßendes zu erkennen ist. Heute nennt man das Diagnose;
- und schließlich uraltes Wissen darüber, wie Beschwerden, insbesondere Schmerzen, zu lindern sind. Das ist der Kern dessen, was heute als Therapie i. e. S. bezeichnet wird.

Aus dieser Zeit stammt auch die Zielvorgabe ärztlichen Handelns, die noch Anfang des 20. Jahrhunderts eine gewisse Gültigkeit hatte, dass es nämlich Aufgabe des Arztes sei, „manchmal zu heilen, häufig zu lindern und stets zu begleiten“.

Es gab offenbar immer wieder Zeiten, in denen Männer den Frauen diese Aufgabe entzogen haben, aber stets kam die sanfte Medizin zu den Frauen zurück. Heute findet sich dieses heilsame Können am ehesten in der weiblichen Domäne der Pflege und im (klinischen) Bereich der Sozialen Arbeit. Die männlich beherrschte Medizin unserer Tage ist durch ganz andere Elemente gekennzeichnet:

- die Suche nach Erfolg (mit dem Ziel, Menschen wieder gesund zu machen),
- aggressive Behandlungsformen („aggressive Therapie" ist ein viel benutzter Begriff in der Medizin unserer Tage),
- der Blick auf organische Details (Krankheits- und Therapieforschung unterhalb der Ebene der Zelle, im molekularbiologischen Bereich und der Genetik).

Es scheint bisweilen schwer zu fallen, hinter den Techniken und Apparaten noch den Menschen zu erkennen. Dies wirkt sich dann besonders fatal aus, wenn selbst die „optimistische“ Medizin unserer Tage keine Heilungschancen mehr erkennen kann. Sie wendet sich dann frustriert vom Kranken ab: „Wir können nichts mehr für Sie tun“ lautet der so gefürchtete Satz. Es ist auch nicht weniger menschenverachtend, wenn vom „austherapierten Patienten“ die Rede ist. Verständlich, dass in solch einer Umgebung für den Tod kein Platz ist und die an Erfolg gewöhnte Medizin im Sterben eher einen Misserfolg sieht, den es möglichst schnell zu vergessen gilt. Außerdem macht das Fehlen kollektiver Bewältigungsstrategien die Menschen krank, wie die körperlichen, seelischen und sozialen Befindlichkeitsstörungen Hinterbliebener zeigen.

In der Mitte des 20. Jahrhunderts tauchten überraschend zwei große Heilerinnen, zwei Ärztinnen auf, die offenbar die Verbindung zu jener alten Kultur des Heilens wieder herstellen konnten. Die eine ist eine junge, bis dahin unbekannte Psychiaterin. In der Trauer um den Verlust ihrer Schweizer Heimat und dem Gefühl des Verlassenseins in den Weiten der USA findet sie den Weg zu den Ausgestoßenen unserer Gesellschaft – den sterbenskranken Menschen – und wagt öffentlich den Kontakt zu ihnen. Ihr Name ist *Elisabeth Kübler-Ross*. Sie brachte 1969 ein Buch mit dem damals höchst anstößigen Titel „On Death and Dying“ (im Deutschen nicht weniger anstößig: „Interviews mit Sterbenden“, 1971) heraus. Offenbar war die Zeit für eine umwälzende Veränderung des Umgangs mit dem Tabuthema Tod reif. Die andere Protagonistin, eine junge englische Krankenschwester, verliebt sich in einen Mann, der unheilbar an Krebs erkrankt ist, und beide finden Heilung darin, Pläne zu schmieden, wie ein besseres, menschenwürdigeres, behütetes Sterben möglich werden könnte. Die junge Schwester wird später Sozialarbeit und Medizin studieren, um schließlich eine Institution zu gründen, die unter dem Namen „Hospiz" weltweit bekannt werden sollte. Ihr Name ist *Cicely Saunders*. Sie eröffnete 1967 im Londoner Vorort Sydenham ein Haus, das sterbenden Menschen und ihren Angehörigen wieder einen Platz in dieser Welt geben sollte.

Gemeinsam ist den beiden Frauen, dass sie die eingangs benannten alten *Heilungsprinzipien* wieder in die moderne Medizin einführten. Die Begriffe haben sich in der Entwicklung der Hospizbewegung mehrfach gewandelt. Zunächst sprach Cicely Saunders von „Terminal Care"; später wurde diese spezielle Art des Umgangs mit Sterbenskranken und ihren Familien als „Hospice Care" bezeichnet. Heute hat sich weltweit der Begriff „Palliative Care" durchgesetzt, den 1990 auch die WHO aufgriff. Der Versuch einer Eindeutschung mithilfe des Begriffs „Palliativmedizin" greift zu kurz, denn das englische Wort „Care" (= Fürsorglichkeit), reicht weit über den medizinischen Bereich hinaus. Palliative Care zielt nicht darauf, Menschen wieder körperlich gesund zu machen, sondern ihnen bis zum Ende ein Leben in Geborgenheit zu ermöglichen. Mittlerweile ist aus Saunders' „lebendiger Idee" eine weltweite Bewegung von Menschen geworden, die bereit sind, Veränderungen zu schaffen, indem sie sich selbst und ihre Einstellungen verändern. Um zu beschreiben, was ein Hospiz ist, genügt es deshalb nicht mehr, auf eine einschlägige Institution zu verweisen, da das Spektrum der angebotenen Dienste immer vielfältiger wird.

Hospize sind mehr durch innere Bedingungen als durch äußere Strukturen gekennzeichnet. Zu Recht gilt daher: „Hospiz ist Haltung" (Bödiker et al. 2012). Die WHO-Definition von Palliative Care (Kapitel 2) zeigt aber auch, in welch hohem Maße die Helfenden über fachliche Kompetenzen in einem Bereich verfügen müssen, der üblicherweise der Sozialen Arbeit zugeordnet wird. Deshalb (und weil Cicely Saunders auch Sozialarbeiterin war) verwundert es nicht, dass der Sozialen Arbeit im Hospiz ein hoher Stellenwert zukam. Sozialarbeiterinnen gehörten neben Pflegekräften, Ärzten und Seelsorgern von Anfang an zum Kernteam jedes angelsächsischen Hospizes.

8.2.2 Hospizbewegung international

Ausgehend vom St. Christopher's Hospice in London erregte die Hospizidee im Gesundheitswesen weltweit Aufsehen. Das Konzept fand keineswegs überall Zustimmung. Gerade in Deutschland löste es eher Abwehr aus und wurde als „Sterbeklinik" diffamiert. In Großbritannien sah Cicely Saunders schon bald nach Eröffnung des Hauses, dass die meisten Patienten bevorzugten, zu Hause zu sterben. Deshalb entwickelte sie einen ambulanten Dienst, der bald weit mehr Menschen versorgte als der stationäre Bereich. Gleichzeitig vollzog sich in den Folgejahren die Entwicklung vom Hospiz als einem „Haus für Sterbende" zu einer „lebendigen Idee", wie Saunders selbst es nannte, die in verschiedensten Formen verwirklicht wurde und in rascher Verbreitung zunächst den angelsächsischen Raum eroberte.

Entwicklung im angelsächsischen Raum

Schon seit Ende des 19. Jahrhunderts gab es Einrichtungen, die sich Sterbenden zuwandten, besonders, wenn diese arm und bedürftig waren. Saunders entscheidende Neuerung war der ganzheitliche Ansatz, der kompetente Medizin, qualifizierte Pflege und Sozialarbeit einbezog, ebenso wie die ehrenamtliche Tätigkeit als zentrales Element des Gesamtkonzepts. Hinzu kam ihre schmerztherapeutische Forschung, die der Hospizbewegung die Unterstützung des staatlichen Gesundheitswesens sicherte. Schon 1987 war „Palliative Care" als Fachdisziplin anerkannt, und es entwickelten sich weitere unterschiedlich strukturierte Unterstützungsangebote für Sterbenskranke und Angehörige. Von besonderer Bedeutung sind die Supportteams, die als multidisziplinäre Beratungsteams mit Arzt, Pflegekraft und Sozialarbeiterin auch zur Integration des Hospizgedankens in Institutionen des Gesundheitswesens und im Gemeinwesen beitragen. Dass hier die Soziale Arbeit von Anfang an eine wesentliche Rolle spielte, liegt nicht nur an Saunders eigener Ausbildung in Sozialarbeit, sondern in der Qualifikation der Sozialarbeiterinnen als „Fachleute für Soziales", die zur Integration dieser Arbeit im Gemeinwesen und damit auch zur (Re-)Integration der Betroffenen befähigt sind (Inclusion).

In den USA wurde das erste Hospiz 1974 in New Haven gegründet (England 1967, Deutschland 1986); die erste Palliativstation in Kanada 1973. Aus Finanzierungsgründen entwickelte sich die ambulante Hospizarbeit besonders dynamisch – mit wachsender Wertschätzung des

Ehrenamtes und der Sozialarbeit. Markante Entwicklungsschritte waren hier – ähnlich wie zuvor in England und später in Deutschland – zunächst die Initiative einzelner Persönlichkeiten vor Ort und danach die gesellschaftliche Verbreitung und strukturelle Verankerung. Besonders bedeutsam: organisatorische Zusammenschlüsse und (Teil-)Finanzierung durch das öffentliche Gesundheitssystem, was den weiteren Ausbau und die Ausdifferenzierung der Versorgungsstrukturen begünstigte. Die National Hospice Organization (NHO) wurde 1978 gegründet und später – wiederum vergleichbar mit Deutschland – erweitert zur National Hospice and Palliative Care Organization (NHPCO). Es folgten die National Hospice Foundation (NHF) und das Hospice Action Network (HAN).

Der Nachweis, dass Hospizarbeit das Wohlbefinden von sterbenskranken Menschen und ihren Angehörigen deutlich verbessert, förderte die Implementation des Hospizgedankens in anderen Einrichtungen des Gesundheitswesens. 1979 wurden NHO-Standards entwickelt(„Standards of a Hospice Program of Care"), die die Akkreditierung von Hospizeinrichtungen und damit ihre öffentliche Finanzierung erleichterten. Eine Kostenanalyse der Hospizbetreuung bestätigte, wie kostengünstig Hospizarbeit vergleichsweise ist.

Eine Untersuchung zur Effizienz im Hospizbereich deutet darauf hin, dass die Sozialarbeit folgende Faktoren positiv beeinflusst: bessere Teamstruktur, weniger stationäre Einweisungen, früheres Vorhersehen von anstehenden Krisen, bessere Bewältigung, höhere Patientenzufriedenheit, weniger Laborkosten und geringere Hospizgesamtkosten. Spezielle Ausbildungsangebote – auch für Sozialarbeiter – in Palliative Care folgten. Einige Daten aus den Annual Reports der NHPCO:

- 1963 Cicely Saunders bringt ihre Idee der „specialized care for the dying" in die USA (Vorlesung an der Yale Universität)
- 1992 National Hospice Foundation (NHF)gegründet
- 2000 NHO wird zur National Hospice and Palliative Care Organization (NHPCO)
- 2007 National Framework for Palliative and Hospice Care Quality Measurement and Reporting
- 2009 Die Zahl der hospice volunteers wächst auf 550.000
- 2013 ehospice startet als globales Angebot von online news aus der Welt von hospice and palliative care
- 2018 Veröffentlichung der NHPCO „Standards of Care for Hospice Programs and the Pediatric Hospice Standards of Practice" (NHPCO o. J.)

Internationale Initiativen

Ausgehend von Cicely Saunders entwickelte sich relativ zügig eine weltweite Bewegung für einen sensibleren Umgang mit schwerstkranken und sterbenden Menschen – einschließlich frühzeitiger Hospizgründungen in Afrika, Asien und Australien. In unterschiedlicher Weise engagieren sich heute europäische und weltweit tätige Organisationen für hospizlich-palliative Anliegen. So präsentiert z.B. die Weltgesundheitsorganisation WHO schon früh einschlägige Dokumente, von denen die Definitionen zu Palliative Care von 1990 und 2002 hervorzuheben sind. Zwar entwickelten sich hospizliche Versorgungsstrukturen stets auf nationaler Ebene, profitieren aber vom internationalen Austausch und grenzüberschreitender Zusammenarbeit. In Rankings zum internationalen Vergleich rangiert Deutschland im Mittelfeld. Der Deutsche Hospiz- und PalliativVerband e.V. nennt Beispiele internationaler Initiativen und ihre Bedeutung für Hospizbewegung und Palliativmedizin:

- Europarat (Council of Europe): Empfehlung von 2003 zur nationalen Entwicklung und Implementierung der Palliativversorgung für die 47 Mitgliedstaaten. Diese Kriterien waren auch wichtig für die Charta zur *Betreuung schwerstkranker sterbender Menschen*.
- EU-Parlament: Bericht „Palliative Care in the European Union" von 2008 mit Einzelberichten über jeden der 27 Mitgliedstaaten plus Ranking und Beispielen von best practice.
- Internationale Zusammenschlüsse von Experten in Organisationen: So z.B. die Europäische Gesellschaft für Palliative Care (EAPC), in der auch der DHPV und die DGP Mitglied sind, die International Association for Hospice and Palliative Care (IAHPC) und die Worldwide Palliative Care Alliance (WPCA). Gemeinsam starteten sie z.B. die Charta-Initiative, an der sich neben Deutschland inzwischen 17 weitere Staaten beteiligen.
- Euregios: In den europäischen Grenzregionen (Euregios) ergeben sich bei wachsender Mobilität der Bürger auch hospizlich-palliative Fragen und Probleme, die einer grenzüberschreitenden Diskussion und administrativer Verfahren bedürfen. Erste Zusammenarbeitsprojekte zur Aus-, Weiter- und Fortbildung sind bereits etabliert (DHPV o. J., Stand 2019).

8.3 Vier Jahrzehnte Hospizbewegung in Deutschland

Das Phänomen Hospiz wurde in der Bundesrepublik breiteren Bevölkerungskreisen zum ersten Mal durch den schon erwähnten Film von Iblacker und Braun (1971) bekannt: „Noch 16 Tage … – Eine Sterbeklinik in London“. Danach wurde es um dieses Thema für einige Jahre jedoch wieder still. Besonders der Begriff „Sterbeklinik“ wirkte offenbar auf die meisten Menschen zu aversiv. Ende der 1970er Jahre wurde das Thema durch eine Anfrage des Bundesgesundheitsministeriums bei den beiden großen Kirchen, ob die Einrichtung von Hospizen notwendig sei, wieder aufgegriffen. Während die evangelische Seite nicht viel mehr als Ratlosigkeit zeigte, berief die katholische Kirche eine Fachkonferenz mit Experten aus dem deutschsprachigen Raum. Die meisten kannten Hospizarbeit jedoch nur aus der Literatur, orientierten sich überwiegend an stationären Einrichtungen und lehnten *dieses* Konzept ab. Ein wesentliches Argument war die Befürchtung, auf diese Weise könnten Ghettos für Sterbende entstehen und die Begleitung sterbender Menschen eher weiter zurückgedrängt werden, sofern dies damals überhaupt möglich war (Seitz / Seitz 2002; Heller et al. 2013).

8.3.1 Hospizidee und Hospizeinrichtungen – die Anfänge

Die Entwicklung der Hospizarbeit in Deutschland war in ihren Anfängen eher eine subversive Bewegung, die stark von katholischen Priestern getragen wurde, z. B. die 1983 eröffnete Palliativstation an der Kölner Chirurgischen Universitätsklinik, initiiert durch den Krankenhausseelsorger Zielinsky, und 1986 die Eröffnung des ersten Hospizes, „Haus Hörn“ in Aachen, durch den Ordensgeistlichen Paul Türks. Nur zögerlich entwickelten sich im Laufe der 1980er Jahre weitere Hospize, zum Teil gegen den Widerstand der kirchlichen Obrigkeit. Positiv hervorzuheben sind die Arbeitsgruppe „Zu Hause sterben“ der Evangelischen Fachhochschule Hannover unter Leitung von Christoph Student und der Verein „Omega – Mit dem Sterben leben“ der Allgemeinärztin Petra Muschaweck. Die ersten Hospizgründungen verstanden sich vor allem als stationäre Einrichtungen. Erst allmählich setzte sich auch hier die Erkenntnis durch, dass „Hospiz“ in erster Linie ein Konzept bedeutet und keine Institution. Damit wurde auch deutlich, dass Hospizarbeit den Wünschen sterbenskranker Menschen und ihrer Angehörigen zu dienen hat und deshalb vor allem ein Sterben zu Hause ermöglichen muss. Diesem Gedanken widmeten sich ab Ende der 1980er und verstärkt in den 1990er Jahren ständig zunehmend ambulant und ehrenamtlich arbeitende Gruppen, die vielfach an Kirchengemeinden (anfangs vor allem katholische, später auch evangelische) gebunden waren und sind. So wurde aus hospizlicher Fürsorge für Schwerstkranke eine soziale Bewegung. In Form von zahlreichen lokalen Einzelinitiativen initiiert und durch engagierte Personen getragen, hat sie einen gesellschaftlichen Bewusstseinswandel und eine Haltungsänderung im Umgang mit Schwerstkranken und Sterbenden in Gang gesetzt.

Erst im Jahre 1988 beschäftigte sich die Generalsynode der vereinigten evangelisch-lutherischen Kirchen Deutschlands (VELKD) mit dem Thema, was erste Impulse zur Entwicklung von offiziellen Initiativen im Hospizbereich ermöglichte. Die Stellungnahme der katholischen Kirche von 1991 war dann so etwas wie der offizielle „Startschuss" für eine äußerst lebendige Hospizaktivität. Die positive Stellungnahme der evangelischen Kirche in Deutschland eröffnete zeitgleich breite Unterstützung durch die Diakonischen Werke auf Landes- und Bundesebene. Eine angemessene Reaktion der Politik hätte – getreu dem Grundsatz *ambulant vor stationär* – in erster Linie diese ambulanten Dienste stärken und unterstützen müssen. Tatsächlich geschah aber das Gegenteil: Seit 1997 gibt es eine relativ komfortable Finanzierung der stationären Hospize, während die 2001 eingeführte Finanzierung ambulanter Hospizarbeit außerordentlich dürftig, d. h. finanziell benachteiligt, ist. Infolge dieser (vermutlich nicht gewollten) Entwicklung hinkt die fachliche Qualität der ambulanten Hospizarbeit noch immer hinter der stationären her. Die Betreuung der wachsenden Anzahl von ehrenamtlichen Gruppen hätte im Übrigen eine lohnende Aufgabe der Sozialarbeit sein können. Tatsächlich hat diese das Feld jedoch lange den Theologen und vor allem den Pflegekräften überlassen. Diese Entwicklung diente keineswegs der Qualität der ambulanten Sterbebegleitung und war letztlich auch nicht im Sinne der Betroffenen. Mittlerweile entwickelte sich jedoch das Selbstverständnis und Profil einer *Hospizsozialarbeit*, die wesentlich vom NRW-Qualitätskonzept (2016), von Hospizakademien und von Studiengängen (Wasner/Pankofer 2020) geprägt ist (Kapitel 6.5).

Motive und Beweggründe der Pioniere:

- Faszination von einer Idee
- Biografische Verlusterfahrungen
- Betroffenheit vom Umgang mit Sterbenden
- Christliches Motiv – Gelebte Caritas
- Sinnfindung in der Hospizarbeit (nach Heller et al. 2013).

8.3.2 Organisation hospizlicher Initiativen

Die deutsche Hospizbewegung hatte es nicht leicht, ihre Zusammenarbeit in organisatorische Bahnen zu lenken. Für Außenstehende oft schwer verständlich waren die eifersüchtigen Abgrenzungsversuche einzelner Hospize und Hospizgruppen. Andererseits trug dies zur Dynamik der Entwicklung bei. Mitte der 1980er Jahre wurde im Rheinland, die Internationale Gesellschaft für Sterbebegleitung und Lebenshilfe (IGSL) des Kübler-Ross-Schülers Paul Becker gegründet. Die Bezeichnung „international“ wurde gebraucht, um auch in der damaligen DDR aktiv werden zu dürfen (daneben gab es auch ausgedehnte Aktivitäten in Österreich). In der Mitte Deutschlands etablierte sich etwa zur gleichen Zeit der schon erwähnte Verein „Omega“, in dem sich vor allem evangelisch geprägte Gruppen zusammenschlossen. Während die IGSL speziell auf die gründliche Ausbildung Ehrenamtlicher setzte, vertrat Omega die Position, dass Sterbebegleitung eine Alltagsbefähigung jedes Menschen sei und zunächst keine spezielle Vorbereitung benötige. Zu diesen beiden Institutionen gesellte sich 1988 die damals bundesweit agierende „Deutsche Hospizhilfe“, deren Hauptanliegen es war, durch Presse- und Informationsarbeit Politik und Bevölkerung für das Thema zu sensibilisieren.

Wiederum einige Jahre später (1992) führten die Bemühungen um einen bundesweiten Zusammenschluss von Hospizinitiativen und Hospizen zur Gründung der *Bundesarbeitsgemeinschaft Hospiz* (BAG), die 2006 in *Deutscher Hospiz- und PalliativVerband* (DHPV) umbenannt wurde. Dieser ist die Dachorganisation der bundesdeutschen Hospizeinrichtungen mit Vertretungsaufgaben gegenüber Politik und Verbänden (politisches Mandat). In der DHPV-Selbstbeschreibung liest es sich so:

Der DHPV

„wurde als BAG Hospiz von 16 Einzelpersonen und 15 Einrichtungen ins Leben gerufen. Heute steht er als Dachverband von 25 überregionalen Verbänden und Organisationen der Hospiz- und Palliativarbeit für über 1.200 Hospiz- und Palliativdienste und -einrichtungen, in denen sich mehr als 120.000 Menschen ehrenamtlich, bürgerschaftlich und hauptamtlich engagieren" (DHPV o. J.).

Die Landesverbände nehmen die hospizliche Interessenvertretung auf Landesebene wahr – unterschiedlich unterstützt von den Länderregierungen. DHPV und Landesverbände sind nicht konfessionell gebunden, während sich auf der konfessionellen Ebene Parallelstrukturen des Diakonischen Werkes und der Caritas entwickelten. 1995 wurde auf Initiative des Malteserordens die deutsche Hospizstiftung gegründet, die seit 2013 als Deutsche Stiftung Patientenschutz firmiert. Bundesweit unterstützen den hospizlichen Ausbau außerdem die Deutsche Hospiz- und PalliativStiftung DHPS und die Deutsche PalliativStiftung, beide gegründet im Jahr 2010.

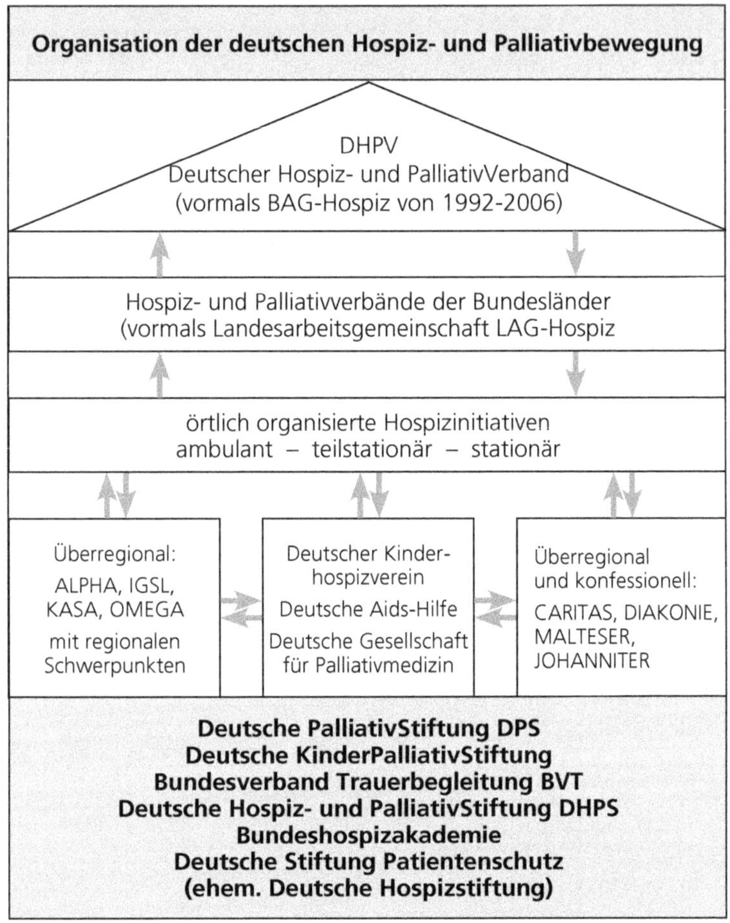

Abb. 6: Organisationsformen der Hospiz- und Palliativbewegung

Im Hinblick auf die Soziale Arbeit ist festzustellen, dass Sozialarbeiter und Sozialpädagoginnen bei diesen organisatorischen und politischen Entwicklungen eine wichtige Rolle spielen könnten, da sie über die entsprechende fachliche Kompetenz verfügen. Die Realität sieht jedoch anders aus. Die professionelle Soziale Arbeit ist in der Breite noch unterrepräsentiert und in Leitungspositionen kaum vertreten. Das lässt – zumal im internationalen Vergleich – dringend zu wünschen übrig. Und zwar nicht nur aus berufspolitischem Eigeninteresse, sondern vor allem im Interesse einer Optimierung der Hospizbemühungen vor Ort. Auch deshalb ist die angemahnte Profilbildung (Kapitel 2 und 6) mit verlässlichen Standards für die hospizliche Sozialarbeit unverzichtbar.

Zeittafel (nach Heller et al. 2013)

- 1971 Film „Noch 16 Tage. Eine Sterbeklinik in London"
- 1978 Anfrage des BMJFG, ob Sterbekliniken nötig sind
- 1985 Erster Hospizverein (CHV, München) und OMEGA
- 1986 Erstes stationäres Hospiz (Aachen) und IGSL
- 1988 Gründung Deutsche Hospizhilfe
- 1990 WHO-Definition Palliative Care
- 1992 Bundesarbeitsgemeinschaft BAG-Hospiz
- 1994 Deutsche Gesellschaft für Palliativmedizin DGP
- 1995 Deutsche Hospiz Stiftung
- 1998 § 39a SGB V Finanzierung stationärer Hospize
- 2000 Alle LAG werden Mitglied der BAG-Hospiz
- 2001 § 39a SGB V erweitert für ambulante Hospizarbeit
- 2006 Bundeshospizakademie
- 2006 BAG-Hospiz wird DHPV Deutscher Hospiz- und Palliativ Verband
- 2007 SAPV Spezialisierte ambulante Palliativversorgung nach § 37b und § 132d SGBV
- 2010 Charta zur Betreuung schwerstkranker und sterbender Menschen in Deutschland
- 2010 Deutsche Palliativstiftung DPS; Bundesverband Trauerbegleitung BVT; Deutsche Hospiz- und Palliativ-Stiftung DHPS
- 2013 Deutsche Stiftung Patientenschutz (ehemals Deutsche Hospiz Stiftung)
- 2015 Hospiz- und Palliativgesetz HPG.

Fazit: Der Umgang mit Sterben, Tod und Trauer hat sich spürbar verändert. Auf die von Seitz / Seitz (2002) beschriebenen drei Dekaden der Hospizgeschichte in Deutschland

- 1970er: „Jahrzehnt der Unkenntnis"
- 1980er: „Jahrzehnt der Pioniere"
- 1990er: „Jahrzehnt der Etablierung"

folgte nach der Jahrtausendwende eine Zeit stetigen Ausbaus und differenzierter Weiterentwicklung mit dem Ziel einer flächendeckenden Hospiz- und Palliativversorgung. Die jüngste Zeit wäre demnach ein *Jahrzehnt der Konsolidierung und der gesellschaftlichen Integration.*

Die Palliativmedizin entwickelte sich – zeitlich verzögert – auf ähnliche Weise, was die Deutsche Gesellschaft für Palliativmedizin DGP (2014, 14–15) wie folgt zusammenfasst:

- Pionierphase (1971–1994): Kennenlernen der Hospizidee und palliativer Aufgaben bis zur Gründung der DGP 1994
- Differenzierungsphase (1994–2005): Definition der Ziele und Aufgaben sowie Etablierung palliativer Versorgung
- Integrationsphase (seit 2005): Palliativ-medizinische Versorgung in der Breite des Gesundheitswesens

Die Entwicklungsdynamik hat seitdem keineswegs abgenommen. Das gilt für die Hospiz- und für die Palliativversorgung in qualitativer wie in quantitativer Hinsicht. Die anhaltende Ausdifferenzierung wird nicht zuletzt an neuen Fachbegriffen und Schwerpunkten deutlich, wie Advance Care Planning, Palliativ-Pädiatrie, Palliativ-Psychologie, Palliativ-Geriatrie, Sozialarbeit in Palliative Care, Spiritual Care – um nur einige zu nennen.

9 Hospizliche Sozialarbeit – Anspruch und Wirklichkeit

Sterben, Tod und Trauer sind ernste Themen, denen sich der Mensch am liebsten entziehen würde, daher wird auch von „Tabus der Moderne“ gesprochen. Wenn die Realität den Fliehenden einholt, stellt sich dann umso dringlicher die Frage nach mitmenschlicher Begleitung und Unterstützung. In unserem Kulturkreis gibt die Hospizbewegung eine Antwort, die sich nach zögerlichem Beginn immer mehr – im Gesundheitswesen verstärkt unter dem Begriff Palliative Care – durchsetzt. Hospiz und Palliative Care stehen für einen veränderten Umgang mit sterbenden und trauernden Menschen und sind zur Hoffnung für viele Betroffene geworden. In dieser „Erfolgsgeschichte“ spielt die berufliche Soziale Arbeit eine ungewisse Rolle. Im Unterschied zur unbestrittenen Bedeutung von Social Work in der internationalen Hospizbewegung zeigt sich hierzulande eine eigentümliche Diskrepanz: Der guten Eignung beruflicher Sozialarbeit für Hospizaufgaben stehen die relative Fremdheit und marginale Präsenz in diesem Bereich gegenüber. Anspruch und Wirklichkeit hospizlicher Sozialarbeit sind daher klärungsbedürftig.

9.1 Gesundheitsarbeit und Hospizarbeit

Die Soziale Arbeit ist nicht nur im Gesundheitswesen institutionell verankert – dort sind rund ein Viertel aller Sozialarbeiter und Sozialpädagoginnen beschäftigt –, sie kann auch fachlich als *Gesundheitsarbeit* bezeichnet werden (Franzkowiak et al. 2011). Sie entspricht in ihrem ganzheitlichen Verständnis und ihrem Arbeitsansatz der Ottawa-Charta der Weltgesundheitsorganisation, die selbst substanziell von Social Work inspiriert wurde. Die darin proklamierte *Gesundheitsförderung* dient vor allem der Entwicklung

1 gesundheitsfördernder Gesamtpolitik,
2 gesundheitsfördernder Lebenswelten,
3 persönlicher Gesundheitskompetenzen,
4 gesundheitsbezogener Gemeinschaftsaktionen und
5 neuorientierter Gesundheitsdienste.

Da sich die Soziale Arbeit dieses Verständnis von Gesundheitsförderung zu eigen macht, kann sie die Bedürfnisse von chronisch kranken, sterbenden und trauernden Menschen nicht ignorieren. Auch für diese wäre auf den genannten fünf *Aktivierungsebenen* – Gesamtpolitik, Lebenswelt, persönliche Gesundheitskompetenz, Gemeinde und Gesundheitsdienste – vieles zu entwickeln, womit das relative Wohlbefinden der Hauptbetroffenen und Beteiligten i. S. der Salutogenese verbessert und ihr Leben bis zum natürlichen Ende erleichtert und bereichert werden kann. Wenn mittlerweile sogar von „gesundheitsfördernder Palliativmedizin" gesprochen wird (Kapitel 5), stellt sich erst recht die Frage nach der gesundheitsfördernden Sozialarbeit in diesem Bereich.

So wenig die Themen Gesundheit und Sterben auf den ersten Blick zusammenpassen, sind sie doch miteinander verknüpft und gehören beide zum Aufgabengebiet der Sozialen Arbeit. Wie bei anderen Verlusterfahrungen und Krisen des Lebens kann sie auch bei diesem letzten und schwierigsten Lebensübergang Hilfestellung und Unterstützung leisten. Dies geschieht zumindest annäherungsweise in etablierten Einsatzfeldern wie Kliniksozialdienst, Betreuungsdienst und öffentlichem Gesundheitsdienst, aber auch in der Familien- und Jugendhilfe sowie überall dort, wo im Zusammenhang einer bereits bestehenden Zusammenarbeit oder Betreuung das Abschiednehmen und Sterben zu Themen werden.

Leider ist die professionelle Soziale Arbeit in der Hospizarbeit aber noch zu wenig präsent, und das ist z. T. selbstverschuldet. Denn weder ist die aufgabengerechte Ausbildung noch die mentale Vorbereitung noch die berufliche Repräsentanz für diese wichtige Aufgabe zufrieden stellend gesichert – von Forschung, Entwicklung und modellhafter Erprobung ganz zu schweigen, die von einer professionellen Berufsgruppe zu erwarten wären. Erfahrungsberichte aus der Praxis, hospizliche Ausbildungsangebote an Hochschulen und ein von DGP und DHPV zertifiziertes Basiscurriculum für psychosoziale Berufsgruppen, das die

Sozialarbeit mit einschließt, lassen jedoch hoffen, dass sich dies im Sinne einer qualifizierten Hospizsozialarbeit zügig ändern wird.

9.2 Anspruch und Angebot

Anspruch aller Hospizarbeit ist es, das Sterben in das Leben zu integrieren und in den Alltag zurückzuholen, die Bedürfnisse der sterbenden und trauernden Menschen ernst zu nehmen und ihnen soweit wie möglich zu entsprechen. Das gilt für den Wunsch, zu Hause zu sterben, genauso wie für die Bitten, möglichst schmerzfrei zu sein und nicht unnötig leiden zu müssen sowie nicht allein gelassen zu werden. Es gilt – wie mehrfach beschrieben – *ganzheitlich*, d. h. für körperliche, psychische, soziale und spirituelle Anliegen. Ferner wurde gezeigt, dass sich die berufliche Soziale Arbeit als (ebenso) zuständig für den Hospizbereich betrachtet (Kapitel 1.4 und 6) und ihre fachliche Mitwirkung anbietet.

Sozialarbeiterinnen erwerben in der Ausbildung schon fast alle Kompetenzen, die in der Hospizarbeit gebraucht werden (ausgenommen die selbstreflexive Auseinandersetzung mit Sterben und Tod, die eigens zu erarbeiten ist). Die erforderliche Grundorientierung gegenüber dem Hilfe suchenden oder leidenden Menschen beginnt bei der Motivation und Entscheidung für den helfenden Beruf, erstreckt sich auf das Selbstverständnis der Profession als Ganzes, gilt generalisiert für Berufswissen, -können und -haltung und wird im Hinblick auf die spezifischen Kompetenzen einer methodenbewussten Sozialarbeit im Detail bestätigt. Das heißt aber auch, dass sich die Soziale Arbeit nicht auf Administration und sozialrechtliche Kompetenzen reduzieren lässt, wie ihr oft angetragen wird. Vielmehr liegt ihre Stärke in der Verbindung von *person*orientierter und *umfeld*orientierter Arbeitsweise, die den ganzen Menschen in seiner konkreten Lebenssituation – „Person-in-Hospice-Situation“ – verstehen und annehmen will. Zur Berufsidentität gehören Beziehungsarbeit, psychosoziale Kompetenz und das Bemühen um (soziale) Gerechtigkeit.

Dies wird im Hospizbereich in der Begegnung mit dem sterbenden Menschen und im Umgang mit Angehörigen und ehrenamtlichen Helferinnen deutlich. Zum ersten: Wärme und Mitgefühl zeigen, empathisch reagieren, geduldig sein und zuhören können, gehören zur sozialarbeiterischen Professionalität; medizindominierte Berufsgruppen haben diese Fähigkeiten signifikant weniger ausgebildet, sie reagieren mit Aktivität und nicht selten mit Aktivismus auf Leid, unabhängig von seiner Genese. Sozialarbeiterinnen lernen dagegen nachzufragen, hinzuhören, auszuhalten und vor allem, nicht sofort und selbst entscheiden zu wollen, sondern zu ermutigen, zu befähigen und insgesamt *Hilfe zur Selbsthilfe* zu leisten – im reflektierten Bemühen um die richtige Balance von Nähe und Distanz. Ähnliches gilt auch für ihre Arbeit mit Volunteers. Dagegen hat eine auf Funktionsfähigkeit ausgerichtete Medizin und Pflege Schwierigkeiten mit „Laien", denen die „einfachsten Handgriffe" und Regeln erst „beigebracht" werden müssen. Im Unterschied dazu gehört es schon zur grundlegenden Ausbildung der Sozialarbeit, das bürgerschaftliche Engagement, wo immer möglich, zu aktivieren, zu pflegen und zu unterstützen.

Ausgehend von Verlusten im Leben, die sozialberufliche Unterstützung brauchen – Sozialarbeit als Verlustarbeit –, wächst ein Verständnis vom Prozess und der Dynamik in Lebenskrisen, das eine einfühlsame und dennoch professionelle Beratung und Begleitung ermöglicht. Diese wiederum verbessert u. a. das Schmerzmanagement und die Symptomkontrolle, ermöglicht ein anderes Verständnis und häufig auch die Bewältigung der Krise. Dass die Soziale Arbeit für administrative und organisatorische Aufgaben gut gerüstet ist, darf als gesichert gelten. Das macht sie für Aufbau- und Ablauforganisation, Kosten- und Überleitungsfragen, Sozialrecht, Fundraising und jegliche Art von Behördenkontakt fast unverzichtbar. Ebenso wichtig ist ihre psychosoziale Professionalität, die in keiner anderen Ausbildung so zentriert ist. Zur psychosozialen Kompetenz i. e. S. gehören hier die Befähigung zur Ausgestaltung von sozialen Beziehungen (soziale Kompetenz), Kommunikation unter erschwerten Bedingungen (Gesprächsführungskompetenz), soziale Kreativität und multiple Arbeitsformen (Methodenkompetenz), Erschließen von Ressourcen und Verknüpfung von Hilfeangeboten (Vernetzungskompetenz), um nur das Wichtigste zu nennen. Daraus lassen sich Anspruch und Angebot der Sozialen Arbeit ableiten.

Ihr **Anspruch** folgt aus der Komplementarität ihres *Kompetenzprofils* und des *Problemspektrums* derer, die Hospiz- und Palliativdienste in Anspruch nehmen (müssen). Das sind kritische Lebensereignisse, Verzweiflung, Vereinsamung, Überforderung, Verlusterfahrung, Ausgrenzung – also Schwierigkeiten der Lebensführung, Lebensbewältigung und der sozialen Integration, für die die Soziale Arbeit gemäß Selbstverständnis und gesellschaftlichem Auftrag zuständig ist. Ihr Anspruch, der berufene Partner für Hospiz und Palliative Care zu sein, stützt sich auf diese *Passung* von Problemsituation und Profession. Auch hat sie von allen beteiligten Berufen die fundierteste psychosoziale Fokussierung und die breiteste Ausstattung, kann also mit einem „Ergänzungsspektrum" für Hospizaufgaben dienen, das die anderen Berufsgruppen hervorragend ergänzt.

Das **Angebot** der Sozialen Arbeit, Sterben, Trauer und Tod verstärkt zum Thema des Berufs zu machen, bedeutet ein Dreifaches:

1 sich selbst in Theorie, Ausbildung und Praxis dieser Herausforderung zu stellen,
2 sterbenden und trauernden Menschen nahe zu sein, sie zu begleiten und – direkt oder indirekt – zu unterstützen,
3 das Anliegen verstärkt in der Öffentlichkeit zu vertreten.

Bemühungen der Sozialarbeit um symmetrische Arbeitsbeziehung und partnerschaftliche Zusammenarbeit sowie ihre theoretisch fundierte, methodisch geschulte und zugleich kreative Arbeitsweise unterstreichen dieses Angebot.

9.3 Barrieren und Blockaden

Widerstände gegen den Anspruch der Hospizarbeit, das Sterben in den Alltag zurückzuholen, gibt es viele. Zusätzlich zur allgegenwärtigen Angst vor der Konfrontation mit Leiden und Tod fürchtet mancher die soziale Verpflichtung, die daraus entstehen könnte, oder unerträgliche Nähe und Intimität. Andere hingegen könnten finanzielle Belastungen erwägen, Professionen sehen sich einer Umwertung gegenüber und Institutionen kalkulieren den möglichen Bedeutungsverlust (wenn das Sterben zu Hause geschieht). Die vermutlich größten Barrieren liegen jedoch in der Sorge vor Einschränkungen der persönlichen Dispositionsfreiheit und im Gefühl der Unsicherheit des „Normalbürgers" diesem bisher fern gehaltenen Geschehen gegenüber, das ja aus nachvollziehbaren Gründen – nicht zuletzt im Interesse gesellschaftlicher Funktionalität – an Institutionen abgegeben wurde. Diesen strukturell-funktionalen Prozess umzukehren, wie die Hospizbewegung anstrebt, ist eine Herausforderung, die die Soziale Arbeit unmittelbar betrifft.

Wie schon erwähnt, ist sie in Hospiz und Palliative Care jedoch weniger präsent als international üblich. Gründe dafür liegen auf beiden Seiten, aber auch in Besonderheiten des deutschen Gesundheitssystems und der sozialrechtlichen Ausgestaltung dieses Bereichs, der ohne Zweifel zu den *Daseinsrisiken* gehört und deshalb eigentlich – wie viele andere „Schutztatbestände" – im System der sozialen Sicherung verankert werden müsste (Sozialpolitik als Daseinsvorsorge). Insofern sind innere und äußere Barrieren zu unterscheiden.

Aufseiten der Sozialen Arbeit fällt zuerst die zögerliche Haltung der Ausbildung und der Hochschulen auf, sich diesem Thema zuzuwenden. Dazu passt der weitgehende Verzicht auf die grundsätzliche Thematisierung der Verlustarbeit. Ohne die Gründe im Einzelnen zu kennen, ist doch zu vermuten, dass einmal mehr die Verdrängung funktioniert, und zwar nicht nur wegen der eigenen Ängste vor dem Sterben, sondern auch wegen der vermuteten gesellschaftlichen Distanz gegenüber dem Thema, das den beteiligten Berufen keinen Statusgewinn verheißt. Dies könnte auch die ungenügende Selbstdarstellung des Aufgabenfelds im Berufsverband (DBSH) und die fehlende Außendarstellung erklären, da doch Sozialarbeiterinnen seit Jahren erfolgreich im Hospizbereich tätig sind, ohne ihr Profil dort unverwechselbar zu machen. Eher scheint ein Identitätswandel in umgekehrter Richtung zu erfolgen, d. h. der Sozialarbeiter wird zum „Hospizarbeiter".

Aufseiten der Hospizeinrichtungen ist es einerseits die Dominanz von Medizinsystem und Pflege, andererseits die Entstehungsgeschichte aus Freiwilligeninitiativen und kirchlicher Trägerschaft, die blockierend wirken können. Gewisse Spannungen zwischen den Professionen, z. B. Rivalitäten mit der Pflege, aber auch das Verhältnis zu den freiwilligen Helferinnen mögen abschreckend wirken, weil beide ein *unterschiedliches* Expertentum für ein Feld beanspruchen, dem sich die Soziale Arbeit erst nähert. Die etablierten Berufsgruppen scheinen mehr als die ehrenamtlichen Begleiterinnen auch Vorbehalte gegenüber der Sozialarbeit zu haben, die als Strukturarbeit und *politische Arbeit* wahrgenommen wird, von der man die sehr persönliche Zuwendung zu Patienten nicht unbedingt erwartet. Dazu passt auch die prompte Zuordnung zu administrativ-rechtlichen Aufgaben, die schon angesprochen wurde. Die Soziale Arbeit muss sich daher fragen, was sie zu diesem Fremdbild beiträgt und ob sie nicht ihre dezidierte Personorientierung klarer zum Ausdruck bringen sollte, z. B. mit dem neuen Profil klinischer Sozialarbeit. Von Bedeutung ist auch, dass es sich bei sterbenden Menschen nicht um eine klassische Zielgruppe handelt, ja, dass die üblichen sozioökonomischen Parameter mit dem vorrangigen Kriterium materieller Bedürftigkeit eine völlig untergeordnete Rolle spielen. Es handelt sich hier gerade nicht um eine *Randgruppe* im üblichen Sinne.

Neben diesen *inneren* Barrieren der Einstellung und Deutung gibt es auch markante *äußere* Barrieren. Dazu gehört der Vorwurf, Soziale Arbeit sei teurer als Pflege und systemfremd, d. h. ihr Zugang wird erschwert, weil Hospiz und Palliative Care als „Medizinsektor" gelten und die Finanzierung der Logik des Gesundheitssystems folgt – mit absoluter Dominanz von Medizin und Pflege (vgl. die mühsam erkämpfte und gleichwohl dürftige finanzielle Regelung des §39a SGB V). Während etwa in den USA Sozialarbeit, Psychologie und Seelsorge zur „Grundausstattung" gehören, sind es hier noch immer vorrangig Ärzte und Pflegekräfte, die ein Hospizteam ausmachen. Dazu passen das gepflegte Vorurteil, Sozialarbeit hätte nichts mit Patienten zu tun, und die fatale Folgerung, Krankenpflege könne „nebenher" auch psychosozial arbeiten, Sozialarbeit aber nicht „nebenbei" pflegen, weshalb es eher Grenzüberschreitungen der Pflege in das psychosoziale Aufgabengebiet gibt als umgekehrt.

Ohne die „professional wars" anheizen zu wollen, da sie neue Blockaden errichten, muss doch die Kompetenz und Eigenständigkeit der psychosozialen Profession behauptet werden. Nur die Anerkennung der Besonderheit unterschiedlicher Berufsgruppen macht eine Zusammenarbeit fruchtbar. Soziale Arbeit ist die unverzichtbare Ergänzung des Hospizteams in psychosozialer Hinsicht – am Krankenbett ebenso wie in der Nachsorge oder in der Kooperation mit Ehrenamtlichen. Die Motivation der verschiedenen Berufe für den Hospizbereich mag übereinstimmen, aber ihre theoretische Grundlegung und methodische Schulung unterscheiden sich deutlich. Thema der Sozialen Arbeit sind Menschen in Lebenskrisen, sozial Benachteiligte, Schwächere und Leidende in ihrer subjektiven Lebenssituation und objektiven Lebenslage. Wenn der soziokulturelle Wandel das Sterben verändert, z. B. wegen strukturell überlasteter Familien, ist die Sozialarbeit, die als funktionales Äquivalent für abnehmende Versorgungsleistungen der Primärgruppen im 19. Jahrhundert entstand und dieser historischen Verpflichtung treu bleiben will, herausgefordert. Auf unser Thema angewandt, hieße das, den schwindenden Beistandsleistungen in den Grenzsituationen des Lebens entgegenzuwirken und sie nach Möglichkeit zu kompensieren.

9.4 Forderungen und Wünsche

Wichtige Forderungen aus *Sicht der Hospizbewegung* sind z. B.

- verlässliche Finanzierung,
- flächendeckende Versorgung und
- gesellschaftliche Anerkennung

von Hospiz und Palliative Care. Dazu kommt, an die Adresse der Sozialarbeit gerichtet, der Wunsch, ihre Mitwirkung dem Hospiz nicht zu entziehen. Denn die Hospizbewegung droht zu verarmen, wenn sich die Sozialarbeit verweigert. Außerdem sollte die Soziale Arbeit mehr Selbstbewusstsein entwickeln, sollte ihre Kompetenz beweisen und zu ihrer beruflichen Identität stehen, wenn sie dem Hospizbereich Impulse geben will. Die Schwäche ihrer berufsverbandlichen Organisation – verglichen mit Medizin und Pflege – ist ein Spiegel der mangelnden Präsenz und Durchsetzungsfähigkeit. Dazu trägt wohl die, eigentlich positive, Identifikation mit Klienten bei, die jedoch nicht selten zur Selbststigmatisierung wird. Wenn Sozialarbeit ihre Wirkung *pro Klient* optimieren will, muss sie sich entsprechend positionieren, d. h. Anerkennung und Machtzuwachs in der (fach-)öffentlichen Auseinandersetzung gewinnen – auch und gerade im Interesse von Hospiz und Palliative Care.

Aus *Sicht der Sozialarbeit* heißt das, nicht auf externe Anforderungen zu warten, sondern selbst die Initiative in diesem Feld zu ergreifen, dazu gehört u. a.

- das Kompetenzprofil zu schärfen,
- die Selbstdarstellung zu verbessern,
- die Professionalität zu beweisen und
- sich durch Leistung unersetzlich zu machen.

Eine notwendige (wenn auch nicht hinreichende) Bedingung dafür wäre, die Fachgruppe Hospiz im Berufsverband zu stärken und – dem internationalen Beispiel folgend – für die spezifischen Interessen hospizlicher Sozialarbeit Lobbyarbeit zu betreiben. Im Grunde bedeutet das nichts anderes, als die Methoden der Sozialarbeit für Sozialarbeit zu nutzen. Bezeichnend ist, dass man in den Lehrbüchern der Sozialpolitik die Begriffe Hospiz und Palliativmedizin, Sterben und Tod noch vergebens sucht (ausgenommen Sterbegeld). Die Soziale Arbeit als

„Organ“ der Sozialpolitik müsste diesen Teil der sozialen Wirklichkeit politisch bewusst machen, um eine *angemessene* hospizliche Unterstützung sozialrechtlich zu verankern. Als zweites Beispiel könnte man anführen, dass zu den strukturellen Forderungen die Weiterentwicklung des *Netzwerks Hospiz* von der lokalen und föderalen bis zur globalen Ebene gehört. Die Soziale Arbeit hätte mit ihrer Organisations- und Gemeinwesenkompetenz dieses Anliegen auf lokaler und regionaler Ebene längst vorantreiben können. Das gilt auch für die Forderung, ambulante und stationäre Hospize sollten genauso selbstverständlich zur Grundversorgung zählen wie z. B. Sozialstationen, wovon die Versorgungslandschaft in Deutschland aber noch weit entfernt ist, – trotz des ambitionierten Hospiz- und Palliativgesetzes von 2015.

Ein Wunsch „in eigener Sache“ betrifft schließlich die theoretische Fundierung hospizlicher Sozialarbeit und ihre Weiterentwicklung. Dies kann auch als Aufforderung an die Profession und die Disziplin gelesen werden, sich verstärkt mit den Grenzsituationen des Lebens zu beschäftigen und aus den Erkenntnissen auch Folgerungen für die Hospizarbeit vor Ort, d. h. die Sterbe- und Trauerbegleitung zu ziehen.

9.5 Fazit

Soziale Arbeit als psychosoziale Praxis der Befähigung und Ermutigung in Belastungssituationen und Lebenskrisen sollte sich ihrer Wichtigkeit und Begrenztheit gleichermaßen bewusst sein. Sie verfügt über Kompetenz und kann doch nicht als Experte auftreten; sie konkurriert mit den „Medizinberufen“ und ist immer noch deren Definitionsmacht unterworfen; sie kennt die Nützlichkeit ihres Angebots und überlässt dennoch die Entscheidung dem Klienten; sie lässt sich auf Beziehung und Nähe ein und muss doch berufliche Distanz wahren.

Sozialarbeiterinnen sind sich darüber im Klaren, dass ihr hospizliches Engagement „alle Mühe wert“ ist, im Ergebnis aber immer eine „Co-Produktion“ darstellt, in der nicht ohne und schon gar nicht gegen den Willen von Patienten entschieden wird. Der leidende, sterbende, trauernde Mitmensch ist immer die Person, deren Bedürfnisse im Zentrum des hospizlichen Handelns stehen. Ihre Würde zu achten und ihre Autonomie zu stärken ist die gemeinsame Grundhaltung, in der professionelle Sozialarbeit und Hospizidee nahtlos übereinstimmen. Aus all dem folgt, dass die Soziale Arbeit ihre Verantwortung für den Hospizbereich immer besser erkennen und wahrnehmen sollte, d. h. mit ihrem spezifischen Fokus, ihrem Fachwissen, ihren Arbeitsformen und Methoden einen Dienst zu leisten, den andere Berufe schwerlich ersetzen können – als Hospizsozialarbeit auf gleicher Augenhöhe im Team. Ohne Allmachtsfantasien zu bedienen, sollte das Bewusstsein für die eigenen Stärken, die Stärken der Kooperationspartner und die Stärken einer guten Zusammenarbeit im multiprofessionellen Team entwickelt werden. In der Summe heißt das, bewusst ‚ganzheitlich' an einer neuen Kultur des Sterbens zu bauen, die die Menschen besser leben und besser sterben lässt.

10. Hospiz und Palliative Care am Scheideweg

Das fast durchgängige Plädoyer für mehr Fachlichkeit, Professionalität und sozialstaatliche Verantwortung ist gut begründet. Dennoch mehren sich die Hinweise darauf, dass etwas aus der Balance gerät (Fink 2012; Maio 2014 und 2019; Borasio 2019). Die Dynamik von Institutionalisierung, Verberuflichung und sozialrechtlicher Normierung – von der Hospizbewegung in bester Absicht gefördert – droht nun konstituierende Hospizprinzipien wie Ehrenamt, soziale Einbettung und Alltagsnähe zu verdrängen. Die Hospizbewegung könnte damit zum Opfer ihres eigenen Erfolges werden. Jedenfalls ist das Spannungsverhältnis von mitmenschlicher Solidarität versus Professionalität, zivilgesellschaftlicher versus staatlicher Organisation, Ehrenamt versus Beruf offenkundig. Fatal wäre es, wenn der Zuwachs an fachlicher Expertise mit einem Verlust an mitmenschlich-solidarischer Begleitung (Zeitgeschenk!) einher ginge, denn das Bedürfnis sterbender und trauernder Menschen nach Zuwendung kann niemals ausreichend von Profis und durch Bezahlung befriedigt werden. Insofern stehen Hospiz und Palliative Care vor einer Richtungsentscheidung. In der Zeitschrift für Palliativmedizin befürchtet Giovanni Maio (2019), dass sich die Palliativmedizin dem Mainstream beugen muss, z.B. durch „Bezahlung nach Eingriff und nicht nach Begleitung“ und „Ignorierung der Subjektivität“. Drastischer formuliert Reimer Gronemeyer (2010): Eine domestizierte Palliativmedizin drohe, die zivilgesellschaftlich orientierte Hospizarbeit abzudrängen und ein Bedürfnis nach professioneller Versorgung am Lebensende zu schaffen, das zu einer „Vergeldlichung des Sterbens“ führe. Die Hospizbewegung sei schon jetzt in diese Medikalisierung und Ökonomisierung des Sterbens verwickelt und könne im Rahmen staatlich kontrollierter Gesundheitsversorgung dem Bedürfnis nach Zuwendung, Zeit und Wärme kaum noch nachkommen:

„Die Hospizarbeit würde – wenn sich diese Entwicklung durchsetzt – einer ‚Industrialisierung des Sterbens' weichen, das von DIN-Normen, von terminaler Sedierung und zertifizierter Spiritualität (sowie einer Prise finaler

Wellness) gekennzeichnet sein dürfte. Angesichts der wachsenden Zahl der pflegebedürftigen und sterbenden Menschen in einem alternden Europa könnte dann allerdings die Stunde der Hospizarbeit erneut schlagen. Wenn das palliative Versorgungspaket nicht mehr bezahlbar ist, wenn die Menschen die perfekte, aber zeitökonomisch orientierte und darum notwendig kalte Sterbeversorgung nicht mehr wollen, dann könnte sich die Hospizbewegung neu gründen. Diesmal dann vielleicht ohne den Irrweg in die Ökonomisierung, in die Medikalisierung und die Verplanung des Sterbens" (Gronemeyer 10. Nordische Hospiz- und Palliativtage 2010; weiterführend: Gronemeyer/Heller 2014 und Gronemeyer/Jurk 2017).

Das mag zugespitzt formuliert sein, weist aber auf Fehlentwicklungen hin, die schon spürbar sind. Es zeigt auch, welche Gefahren drohen, wenn eine Bürgerbewegung systemintegriert wird. Was also ist zu tun? Die Lösung ist gewiss kein einfaches „vom Ehrenamt zur Profession und zurück", aber doch eine Rückbesinnung auf die Grundprinzipien der Hospizphilosophie als Bürgerbewegung, die zu allererst auf die soziale Einbettung des Sterbens zielt. Deshalb ist auch das Ehrenamt so wichtig: Um unabhängig zu bleiben und Bedürfnisse zu erfüllen, die weder staatlich finanziert noch garantiert werden können. Festzuhalten bleibt also, dass Palliativmedizin und Hospizbewegung zwar miteinander verwoben sind, aber doch unterschiedliche Kulturen und Rahmenbedingungen haben – was auch so bleiben sollte, weil es für beides gute Gründe gibt und weil sich beide notwendig ergänzen.

Hospizarbeit und Palliative Care wären gut beraten, die eigenen Strategien und Maßnahmen daraufhin zu überprüfen und wo nötig neu auszurichten, um die richtige Balance von Beruf und Ehrenamt, Fachlichkeit und Emotionalität, bürgerschaftlicher und sozialstaatlicher Verantwortung zurückzugewinnen, ja zu gewährleisten. Die Soziale Arbeit kann dazu Wesentliches beitragen – wenn sie denn zur Mitwirkung eingeladen wird und diese Herausforderung annimmt.

Eine gute Sterbekultur braucht schließlich alle: informelle, familiale, zivilgesellschaftliche und professionelle Sorgenetzwerke als unverzichtbare Elemente einer sorgenden Gemeinschaft und der Caring Community der Zukunft.

Literatur

Achenbach, T. (2019): Männer trauern anders. Was ihnen hilft und guttut. Ostfildern

Achterberg, J. (1991): Die Frau als Heilerin. Bern

Allert, R. (2010): Stand und Handlungsbedarf der bundesdeutschen Hospizbewegung – Studie zur aktuellen Leistungs-, Kosten- und Finanzierungsentwicklung. Ludwigsburg

Antonovsky, A. (1997): Salutogenese. Zur Entmystifizierung der Gesundheit. Tübingen

Ariès, P. (2005): Geschichte des Todes. 11. Aufl. München

Assmann, J. (2000): Erlösung durch Rechtfertigung. Altägyptische Todesvorstellungen. In: Barloewen, C. von (2000), 177–201

Barloewen, C. von (Hrsg.) (2000): Der Tod in den Weltkulturen und Weltreligionen. Frankfurt

Bauch, J. (1996): Gesundheit als sozialer Code. Von der Vergesellschaftung des Gesundheitswesens zur Medikalisierung der Gesellschaft. Weinheim

Bausewein, C. (2015): Sterben ohne Angst. Was Palliativmedizin leisten kann. München

Bedford-Strohm, H. (2015): Leben dürfen – Leben müssen. Argumente gegen die Sterbehilfe. München

Bessenich, J., Hinz, T. (Hrsg.) (2019): Teilhabe am Lebensende. Freiburg

Bödiker, M.-L., Graf, G., Schmidbauer, H. (Hrsg.) (2012): Hospiz ist Haltung. Kurshandbuch Ehrenamt. Ludwigsburg

Böhnisch, L. (2018): Sozialpädagogik der Lebensalter. 8. Aufl. Weinheim

Böke, H., Schwikart, G., Spohr, M. (Hrsg.) (2002): Wenn Sterbebegleitung an ihre Grenzen kommt. Motivationen, Schutzräume, Problemfelder. Gütersloh

Bollig, G., Heller, A., Völkel, M. (2016): Letzte Hilfe: Umsorgen von schwer erkrankten und sterbenden Menschen am Lebensende. Esslingen

Bommes, M., Scherr, A. (2000): Soziologie der Sozialen Arbeit. Eine Einführung in Formen und Funktionen organisierter Hilfe. Weinheim

Borasio, G. D. (2019): Über das Sterben. 7. Aufl. München

Borrmann, S., Spatscheck, C., Pankofer, S., Sagebiel, J., Michel-Schwartze, B. (Hrsg.) (2016): Die Wissenschaft Soziale Arbeit im Diskurs. Auseinandersetzungen mit den theoriebildenden Grundlagen Sozialer Arbeit. Opladen

Borrmann, S., Thiessen, B. (Hrsg.) (2016): Wirkungen Sozialer Arbeit. Potentiale und Grenzen der Evidenzbasierung für Profession und Disziplin. Opladen

Brand, M. (Hrsg.) (2015): Sterbehilfe oder Sterbebegleitung? Die Debatte. Freiburg

Brandstätter, M. (2014): Angehörige. In: Wasner, M., Pankofer S. (Hrsg.) Soziale Arbeit in Palliative Care. Stuttgart, 68–75

Brandt, S. (2003): Organisationsentwicklung (OE). Bundesvereinigung für Gesundheit (Hrsg.): Gesundheit – Strukturen und Handlungsfelder. Neuwied, Loseblatt V-2.1, 1–13

Brentrup, M., Kupitz, G. (2015): Rituale und Spiritualität in der Psychotherapie. Göttingen

Brüggen, S. (2005): Religiöses aus der Ratgeberecke. In: Knoblauch, H., Zingerle, A. (Hrsg.): Thanatosoziologie. Tod, Hospiz und die Institutionalisierung des Sterbens. Berlin

Bruker, C., Klie, T. (2016): Die allgemeine ambulante Palliativversorgung und die häusliche Krankenpflege. Zur Lage vor und nach dem Hospiz- und Palliativgesetz. die hospizzeitschrift, 68, 1/2016, 38–44

Bundesministerium der Justiz und für Verbraucherschutz (Hrsg.) (2017): Betreuung und Betreuungsverfügung, Vorsorgevollmacht, Patientenverfügung. Berlin

Chochinov H. M., Hack T. et al. (2005): Dignity therapy: a Novel Psychotherapeutic Intervention for Patients Near the End of Life. Journal of Clinical Oncology: Official Journal of the American Society of Clinical Oncology. 2005, 23, 5520–5525

Clasen, M. (2006): Trauersplitter. Gedichte nach dem Tod meines Kindes. Wuppertal

Condrau, G. (1991): Der Mensch und sein Tod. Certa moriendi condicio. 2. Aufl. Zürich

Coors, M., Jox, R., in der Schmitten, J. (Hrsg.) (2015a): Advance Care Planning: Von der Patientenverfügung zur gesundheitlichen Vorausplanung. Stuttgart

Coors, M., Simon, A., Stiemerling, M. (Hrsg.) (2015b): Ethikberatung in Pflege und ambulanter Versorgung. Modelle und theoretische Grundlagen. Lage

Cowles, L. (2000): Social work in the health field. A care perspective. The Haworth Press, New York

Dagenais, G. R., Leong, D. P. et al. (2019): Variations in common diseases, hospital admissions, and deaths in middle-aged adults in 21 countries from five continents (PURE): a prospective cohort study, The Lancet, 03.09.2019

Daiker, A., Hummler-Antoni, B. (2018): Hülle und Fülle. Palliative Spiritualität in der Hospizarbeit. Ostfildern

Dasch, B., Blum, K., Gude, P., Bausewein, C. (2015): Place of Death: Trends Over the Course of a Decade: A Population-Based Study of Death Certificates From the Years 2001 and 2011. Deutsch. Ärztebl. Int., 112, 29–30

DBSH Deutscher Berufsverband für Soziale Arbeit e. V. (2020): Definition der Sozialen Arbeit. In: http://www.dbsh.de/beruf/definiti¬on-der-sozialen-arbeit.html, 02.02.2020

Deutsche Gesellschaft für Care und Case Management (o. J.): Qualitätsstandards für das Fallmanagement. In: https://www.dgcc.de/cm-ausbildung/standards, 20.11.2019

Deutscher Bundestag (2015): Gesetzentwurf. In: http://dip21.bundes¬tag.de/dip21/btd/18/053/1805373.pdf, 06.06.2016

Deutscher Verein für öffentliche und private Fürsorge (Hrsg.) (2017): Fachlexikon der Sozialen Arbeit. 8. Aufl. Frankfurt

DGP Deutsche Gesellschaft für Palliativmedizin (o. J.): www.dgpalliativmedizin.de/allgemein/ueber-uns.html, 01.02.2020

DGP (2020): Deutsche Gesellschaft für Palliativmedizin: Sektion Soziale Arbeit. www.dgpalliativmedizin.de/sektionen/sektion-soziale-arbeit.html, 02.02.2020

DGP Deutsche Gesellschaft für Palliativmedizin (2019): Flyer Wegweiser Hospiz- und Palliativversorgung Deutschland. In: http://www.dgpalliativmedizin.de/images/sto¬ries/150310_Layout_v4.pdf, 11.12.2019

DGP Deutsche Gesellschaft für Palliativmedizin (2014): Die DGP. Eine lebendige Gesellschaft. Berlin

DGP/DHPV (2018): Qualitätsanforderungen für Basisqualifikationen in Palliative Care und Palliativmedizin. Berlin

DHPV (Hrsg.) (2016): ADVANCE CARE PLANNING (ACP) in stationären Pflegeeinrichtungen. Berlin

DHPV Deutscher Hospiz- und PalliativVerband e. V. (o. J.): Hospiz- und Palliativversorgung. In: http://www.dhpv.de/themen_hospiz-palliativ.html, 14.11.2019

DHPV Deutscher Hospiz- und PalliativVerband e. V. (o. J.): Hospizbewegung und Palliativmedizin in ihrer internationalen Bedeutung. In: https://www.dhpv.de/themen_internationales.html, 10.12.2019

DHPV Deutscher Hospiz- und PalliativVerband e. V. (o. J.): Zahlen und Fakten. In: https://www.dhpv.de/service_zahlen-fakten.html, 14.07.2020

Die hospiz zeitschrift (2019): Themenheft Spiritueller Schmerz, Ausgabe 83

Die hospiz zeitschrift (2017): Themenheft Soziale Arbeit ist mehr als „nur“ Sozialarbeit, Ausgabe 73

Deutsche PalliativStiftung (o. J.): Vorsorgemappe. In: https://www.palliativstiftung.de/publikationen/vorsorgemappe, 12.07.2020

Elias, N. (1982): Über die Einsamkeit des Sterbenden. Frankfurt

Engelke, E. (2015): Die Wahrheit über das Sterben. Wie wir besser damit umgehen. Reinbek

Engelke, E. (2012): Gegen die Einsamkeit Sterbenskranker. Wie Kommunikation gelingen kann. Freiburg

Engelke, E., Borrmann, S., Spatscheck, C. (2018): Theorien der Sozialen Arbeit. Eine Einführung. 7. Aufl. Freiburg

Everding, G., Westrich, A. (Hrsg.) (2004): Würdig leben bis zum letzten Augenblick. Idee und Praxis der Hospizbewegung. 3. Aufl. München

Feldmann, K. (2010): Tod und Gesellschaft. Sozialwissenschaftliche Thanatologie im Überblick. Wiesbaden

Feth, R. (2003): Sozialarbeitswissenschaft. In: Wöhrle, A. (Hrsg.) (2003), Pfaffenweiler 205–236

Filipp, S. (Hrsg.) (1990): Kritische Lebensereignisse. 2. Aufl. München

Fink, M. (2012): Von der Initiative zur Institution – Die Hospizbewegung zwischen lebendiger Begegnung und standardisierter Dienstleistung. Ludwigsburg

Fleßa, S. (2014): Letztverlässlichkeit als Ressource – Der Wert der Palliativmedizin für die Volkswirtschaft. Zeitschrift für Palliativmedizin 15, 7883

Frankl, V. E. (1983): Das Leiden am sinnlosen Leben. 7. Aufl. Freiburg

Frankl, V. E. (1977): Der Mensch auf der Suche nach Sinn. 8. Aufl. Freiburg

Franzkowiak, P., Homfeldt, H. G., Mühlum, A. (2011): Lehrbuch Gesundheit. Weinheim

Gahleitner, S., Pauls, H. (2019): Klinische Sozialarbeit (online), socialnet Lexikon, Bonn. www.socialnet.de/lexikon/Klinische-Sozialarbeit, 28.11.2019

Galuske, M. (2013): Methoden der Sozialen Arbeit. Weinheim

Garz, D. (2008): Sozialpsychologische Entwicklungstheorien. Von Mead, Piaget und Kohlberg bis zur Gegenwart. 4. Aufl. Wiesbaden

Geißler-Piltz, B., Mühlum, A., Pauls, H. (2010): Klinische Sozialarbeit. 2. Aufl. München/Basel

Geiter, H. (2019): Hospizarbeit in stationären Pflegeeinrichtungen – ein Modellprojekt. Esslingen

Geiter, H. (2017): Vorsorge treffen, damit das Leben gelingt. Menschen in ihrer letzten Lebenszeit gut versorgen und begleiten. Esslingen

Germain, C., Gitterman, A. (2008): The Life Model of Social Work Practice: Advances in Theory and Practice. 3. Edition, New York

Gesetze (u.a. AAPV, SAPV, etc.) in DHPV (o. J.): https://www.dhpv.de/service_gesetze-verordnungen.html, 02.12.2019

Goebel, S. (2012): Die eigene Sterblichkeit im Blick. Paderborn

Göckenjan, G. (2008): Sterben in unserer Gesellschaft. Ideale und Wirklichkeiten. In: Bundeszentrale für politische Bildung (Hrsg.): Tod und Sterben. Aus Politik und Zeitgeschichte. Bonn, 7–14

Goossensen, A., Sakkers, M. (2019): Darum mache ich es. Erfahrungen von Ehrenamtlichen in der Palliative Care. Esslingen

Göring-Eckardt, K. (Hrsg.) (2007): Würdig leben bis zuletzt. Sterbehilfe, Hilfe beim Sterben, Sterbebegleitung – Eine Streitschrift. Gütersloh

Graf, G., Höver, G. (2006): Hospiz als Versprechen – Zur ethischen Grundlegung der Hospizidee. Wuppertal

Gratz, M., Roser, T. (2016): Curriculum Spiritualität für ehrenamtliche Hospizbegleitung. Göttingen

Gronemeyer, R. (2010): Thesen für die 10. Nordischen Hospiz- und Palliativtage. Akademie Sankelmark, Flensburg

Gronemeyer, R. (2007): Sterben in Deutschland. Wie wir dem Tod wieder einen Platz in unserem Leben einräumen können. Frankfurt

Gronemeyer, R., Heller, A. (2014): In Ruhe sterben – Was wir uns wünschen und was die moderne Medizin nicht leisten kann. München

Gronemeyer, R., Jurk, C. (Hrsg.) (2017): Entprofessionalisieren wir uns! Ein kritisches Wörterbuch über die Sprache in Pflege und Sozialer Arbeit. Bielefeld

Hayek, J. v., Schneider, W. (2019): Sterben zu Hause und im Heim. Hospizkultur und Palliative Care in der ambulanten und stationären Praxis. In: Kreutzer, S. et al. (Hrsg.): Palliative Care aus sozial- und pflegewissenschaftlicher Perspektive. Weinheim, 182–210

Heimerl, K. (2008): Orte zum Leben – Orte zum Sterben. Palliative Care in Organisationen umsetzen. Freiburg

Heiner, M., Meinhold, M., Spiegel, H. von, Staub-Bernasconi, S. (1997): Methodisches Handeln in der Sozialen Arbeit. 3. Aufl. Freiburg

Heller, A., Pleschberger, S., Fink, M., Gronemeyer, R. (2013): Die Geschichte der Hospizbewegung in Deutschland. 2. Aufl. Ludwigsburg

Heller, B., Heller, A. (2018): Spiritualität und Spiritual Care. Orientierungen und Impulse. 2. Aufl. Göttingen

Herriger, N. (2020): Empowerment in der Soziale Arbeit. Eine Einführung. 6. Aufl. Stuttgart

Herriger, N., Kähler, H. (2001): Kompetenzprofile in der Sozialen Arbeit. Archiv für Wissenschaft und Praxis der sozialen Arbeit 3, 3–28

Herrlein, P. (2009): Handbuch Netzwerk und Vernetzung in der Hospiz-und Palliativversorgung – Theorien, Strategien, Beratungs-Wissen. Ludwigsburg

Hirsmüller, S., Schröer, M. (2017): Modulhandbuch für die Fortbildung Ehrenamtlicher in der Hospiz- und Palliativbegleitung. Göttingen

Hockley, J., Mowatt, M. (1996): Rehabilitation. In: Fischer, R. A., Mc.Daid, P., Arnold, X. (eds.): Palliative Day Care. London, 14–26

Holmes, T., Rahe, R. (1967): The social readjustment rating scale. Journal of Psychosomatic Research 11, 213–218

Honneth, A. (Hrsg.) (1994): Kommunitarismus. Eine Debatte über die moralischen Grundlagen moderner Gesellschaften. 2. Aufl. Frankfurt

Iblacker, R., Braun, S. (1971): Noch 16 Tage. – Eine Sterbeklinik in London. ZDF, 30 Minuten-Film

Icking, I. (2015): Interreligiöse Spiritualität im Hospiz – Raum und Resonanz geben. Ludwigsburg

Illich, I. (1995): Die Nemesis der Medizin. Die Kritik der Medikalisierung des Lebens. 4. Aufl. München

Imhof, A. E. (2003): Ars Moriendi. In: http://userpage.fu-berlin.de/history11/ks/arsmor.htm, 22.03.2016

Kast, V. (2002): Trauern. Phasen und Chancen des psychischen Prozesses. Stuttgart

Kearney, M. (1996): Mortally wounded. Stories of Soul Pain, Death and Healing. Marino Books, Dublin

Kessler, D. (1997): Die Rechte der Sterbenden. Weinheim

Klärner, A. (2007): Die Lebenskunst der ars moriendi. Literatur als Weg in der Lebens- und Sterbebegleitung. Wuppertal

Klaschik, E. (2009): Palliativmedizin. In: Klaschick, E., Husebo, S. (Hrsg.): Palliativmedizin. Grundlagen und Praxis. Heidelberg, 1–45

Klie, T. (2007): Entscheidungen am Lebensende – Ethische und rechtliche Dilemmata. In: Napiwotzky/Student (Hrsg.). Stuttgart, 31–44

Klie, T., Schneider, W., Moeller-Bruker, C., Greißl, K. (2019): Ehrenamtliche Hospizarbeit in der Mitte der Gesellschaft? Empirische Befunde zum zivilgesellschaftlichen Engagement in der Begleitung Sterbender. Esslingen

Klie, T., Student, J. C. (2011): Patientenverfügung: So gibt sie Ihnen Sicherheit. Freiburg

Klüsche, W. (Hrsg.) (2007): Ein Stück weitergedacht. Beiträge zur Theorie- und Wissenschaftsentwicklung der Sozialen Arbeit. 2. Aufl. Freiburg

Kraus, B., Effinger, H., Gahleitner, S. B., Miethe, I., Stövesand S. (Hrsg.) (2011): Soziale Arbeit zwischen Generalisierung und Spezialisierung. Opladen

Krenz, C., Wasner, M (2014): Begleitung in einer existentiellen Krise: Klinische Sozialarbeit im stationären Hospiz. In: Gahleitner et al. (Hrsg.): Psychosoziale Interventionen. Köln, 106–121

Kübler-Ross, E. (1971): Interviews mit Sterbenden. Stuttgart

Kumpitsch, O. (2015): Konzepte von Tod, Jenseits und Sterbehilfe in den fünf Weltreligionen. München

Längle, A., Bürgi, D. (2016): Wenn das Leben pflügt. Krise und Leid als existentielle Herausforderung. Göttingen

Lambers, H. (2018): Theorien der Sozialen Arbeit. Opladen

Leidfaden – Fachmagazin für Krisen, Leid und Trauer (2016): Themenheft Spiritualität. Göttingen

Lewkowicz, M., Lob-Hüdepohl, A. (Hrsg.) (2003): Spiritualität in der Sozialen Arbeit. Freiburg

Lilie, U., Beer, W., Droste, E., Giebel, A. (Hrsg.) (2018): Auf dem Weg zur Sorgekultur. Blinde Flecken in der alternden Gesellschaft. Esslingen

Löcherbach, P. (2018): Qualifizierung im Case-Management – Bedarf und Angebote. In: Löcherbach, P., Klug, W., Remmel-Faßbender, R., Wendt, W.-R. (Hrsg.): Case-Management. Fall- und Systemsteuerung in der sozialen Arbeit. 5. Aufl. München/Basel

Luhmann, N. (1975): Formen des Helfens im Wandel gesellschaftlicher Bedingungen. In: Otto, H.-U., Schneider, S. (Hrsg.): Gesellschaftliche Perspektiven der Sozialarbeit. Neuwied, 21–43

Lukas, E. (2014): Spannendes Leben: In der Spannung zwischen Sein und Sollen – ein Logotherapiebuch. 4. Aufl. München

Macho, T., Marek, K. (Hrsg.) (2007): Die neue Sichtbarkeit des Todes. München

Magerl, H. (2018): Sterbende und Trauernde begleiten. Ein Leid(t)faden. Esslingen

Maio, G. (2019): Editorial. Zeitschrift für Palliativmedizin 03.20.2019, https://www.thieme-connect.com/products/ejournals/issue/10.1055/s-009-43012, 12.07.2020

Maio, G. (2014): Medizin ohne Maß? Vom Diktat des Machbaren zu einer Ethik der Besonnenheit. Stuttgart

Maus, F., Nodes, W., Röh, D. (2013): Schlüsselkompetenzen der Sozialen Arbeit für die Tätigkeitsfelder Sozialarbeit und Sozialpädagogik. Schwalbach

May, A., Geißendörfer, S., Simon, A., Strätling, M. (Hrsg.) (2002): Passive Sterbehilfe: Besteht gesetzlicher Regelungsbedarf? Münster

Melching, H. (2015): Palliativversorgung (Modul 2). Strukturen und regionale Unterschiede in der Hospiz- und Palliativversorgung. Faktencheck Gesundheit. In: https://faktencheck-gesundheit.de/de/publikationen/publikation/did/faktencheck-palliativversorgung-modul-2/, 10.04.2016

Miller, T. (2000): Kompetenzen – Fähigkeiten – Ressourcen: Eine Begriffsbestimmung. In: Miller/Pankofer (2000), 23–32

Moeller-Bruker, C. (2019): Sorge für Kinder, die sterben müssen. Über lebensverkürzend erkrankte Kinder und ihre Familien. Annäherung an ihre Versorgungswirklichkeit und die Bedeutung von Kinderhospizen. Esslingen

Monforte-Royo, C., Villavicencio-Chávez, C. et al. (2012): What Lies Behind the Wish to Hasten Death? A Systematic Review and

Met-Ethnography from the Perspective of Patients. PLoS one. In: http://journals.plos. org/plosone/article?id=10.1371/journal. pone.0037117, 14.06.2016

Mühlum, A. (2020): Machtlos mächtig. Soziale Arbeit in Grenzsituationen des Lebens – am Beispiel Hospiz und Palliative Care. In: Kraus, B., Krieger, W. (Hrsg.), Macht in der Sozialen Arbeit. 5. Aufl. Lage

Mühlum, A. (2014): Hospiz – Palliative Care – Soziale Arbeit. Das Lebensende als finale Herausforderung. EthikJournal 2. Jg. 2014/2, http://www.ethikjournal.de/, 10.02.2016

Mühlum, A. (2011): Arbeitsfeld Hospiz und Palliative Care – Soziale Arbeit mit sterbenden und trauernden Menschen. In: Bieker, R., Floerecke, P. (Hrsg.): Träger, Arbeitsfelder und Zielgruppen der Sozialen Arbeit. Stuttgart, 304–316

Mühlum, A. (2007): Spiritualität – eine vergessene Ressource Sozialer Arbeit. In: Homfeldt, H.-G. (Hrsg.): Soziale Arbeit im Aufschwung neuer Möglichkeiten. Baltmannsweiler, 78–90

Mühlum, A. (Hrsg.) (2004): Sozialarbeitswissenschaft – Wissenschaft der Sozialen Arbeit. Freiburg

Mühlum, A. (2001): Sozialarbeit und Sozialpädagogik. Ein Vergleich. 3. Aufl. Frankfurt/M.

Mühlum, A., Gödecker-Geenen, N. (2003): Soziale Arbeit in der Rehabilitation. München/Basel

Müller, H., Willmann, H. (2016): Trauer: Forschung und Praxis verbinden. Göttingen

Müller, M. (2007): Hospiz(-bewegung). Deutscher Verein für öffentliche und private Fürsorge. Frankfurt, 477

Müller, M., Brathuhn, S., Schnegg, M. (2018): Handbuch Trauerbegegnung und –begleitung. Theorie und Praxis in Hospizarbeit und Palliative Care. 3. Aufl. Göttingen

Müller, M., Heinemann, W. (2015): Ehrenamtliche Sterbebegleitung. Handbuch mit Übungsmodulen für Ausbildende. Göttingen

Müller, M., Pfister, D. (Hrsg.) (2014): Wieviel Tod verträgt das Team? Belastungs- und Schutzfaktoren in Hospizarbeit und Palliativmedizin. 3. Aufl. Göttingen

Müller-Busch, H. C. (2014): Entwicklung von Palliative Care in den angelsächsischen und den deutschsprachigen Ländern. In: Wasner, M., Pankofer, S. (Hrsg.) Soziale Arbeit in Palliative Care. Stuttgart, 40–45

Napiwotzky, A., Student, J.-C. (Hrsg.) (2007): Was braucht der Mensch am Lebensende? Ethisches Handeln und medizinische Machbarkeit. Stuttgart

NASW (2016): National Association of Social Workers, Encyclopedia of Social Work, 20. Edition In: http://socialwork.oxfordre.com/page/esw-infographic, 14.03.2016

National Hospice and Palliative Care Organization (NHPCO) (o. J.): History of Hospice. In: https://www.nhpco.org/hospice-care-overview/history-of-hospice, 11.12.2019

Noll, P. (1985): Diktate über Sterben und Tod. Zürich

Nothelle-Wildfeuer, U. (1999): Soziale Gerechtigkeit und Zivilgesellschaft. Paderborn

NRW-Qualitätskonzept (2016): Maßstäbe für die Soziale Arbeit im Hospiz- und Palliativbereich. In: AK psychosozialer Fachkräfte in Hospiz- und Palliativeinrichtungen in NRW (Hrsg.), 3. Aufl. Münster

Otto, H.-U., Thiersch. H. (Hrsg.) (2018): Handbuch Soziale Arbeit 6. Aufl. München/Basel

Öxler, E., Lexa, N. (Hrsg.) (2018): Spiritualität am Ende des Lebens. Esslingen

Paradis, L. F., Usui, W. M. (1987): Hospice Volunteers: The Impact of Personality Characteristics on Retention. Hospice Journal 1, 3–30

Pauls, H. (2013): Klinische Sozialarbeit. 3. Aufl. Weinheim

Pfistner, H.-J. (1999): Die Struktur des Ethischen. Weinheim

Pieper, J. (1984): Was heißt Glück? Erfüllung im Schauen. Vortrag vom 13.10.1984, Fulda

Pleschberger, S., Eisl, C. S. (Hrsg.) (2016): Tageshospize – Orte der Gastfreundschaft. Teilstationäre Angebote in Palliative Care. Ludwigsburg

Prein, M. (2019): Letzte Hilfe Kurs. Weil der Tod ein Thema ist. Wien

Rauchfleisch, U. (2001): Arbeit im psychosozialen Feld. Beratung, Begleitung, Psychotherapie, Seelsorge. Göttingen

Raymer, M., Reese, J. (2013): Hospice. In: http://socialwork.oxford-re.com/search?q=Hospice+and+Palliative+Care&searchBtn=Sear¬ch&isQuickSearch=true, 16.06.2016

Renz, M. (2005): Zeugnisse Sterbender. Todesnähe als Wandlung und letzte Reifung. Paderborn

Rest, F. (1997): Sterbebegleitung statt Sterbehilfe. Freiburg

Richman, J. (1995): Hospice. In: NASW (1995), 1358–1364

Rösch, E. (2016): Hospiz- und Palliativversorgungsnetzwerke gestalten: Ein Leitfaden. Stuttgart

Rosenkranz, D., Weber, A. (Hrsg.) (2002): Freiwilligenarbeit. Einführung in das Management von Ehrenamtlichen in der Sozialen Arbeit. Weinheim

Sabatowski, R., Radbruch, L., Nauck, F., Roß, J., Zernikow, B. (Hrsg.) (2006–09): Wegweiser Hospiz und Palliativmedizin Deutschland. Wuppertal (s. a. „Wegweiser“)

Saunders, C. (1993): Hospiz und Begleitung im Schmerz. Wie wir sinnlose Apparatemedizin und einsames Sterben vermeiden können. Freiburg

Schilling, J. (2000): Anthropologie. Menschenbilder in der Sozialen Arbeit. München/Basel

Schlingensief, C. (2009): So schön wie hier kann's im Himmel gar nicht sein. Tagebuch einer Krebserkrankung. Köln

Schlüter, W. (1995): Sozialphilosophie für helfende Berufe. München

Schmid-Noerr, G. (2002): Soziale Arbeit und Ethik – eine europäische Perspektive. In: Hamburger, F. (Hrsg.): Gestaltung des Sozialen – eine Herausforderung für Europa. Opladen, 243–264

Schneider, J. (2006): Gut und Böse – Falsch und Richtig. Zu Ethik und Moral der sozialen Berufe. 3. Aufl. Frankfurt

Schneider, W. (2017): Bürgerbewegte Ehrenamtlichkeit in der Betreuung am Lebensende. Herausforderungen, Probleme, Perspektiven. Bundesgesundheitsblatt 2017, 60: 69–75

Schuchter, P., Fink, M., Gronemeyer, R., Heller, A. (2018): Die Kunst der Begleitung. Esslingen

Schwikart, G. (1999): Tod und Trauer in den Weltreligionen. Gütersloh

Seitz, O., Seitz, D. (2002): Die moderne Hospizbewegung in Deutschland auf dem Weg ins öffentliche Bewusstsein. Ursprünge, kontroverse Diskussionen, Perspektiven. Herbolzheim

Sektion Soziale Arbeit der DGP (2012): Profil – Soziale Arbeit in Palliative Care. In: http://www.dgpalliativmedizin.de/sektionen/sektion-soziale-arbeit.html, 06.02.2020

Sievers, B. (1993): Theorie und Praxis der Gesundheitsentwicklung. In: Pelikan, J., Demmer, H., Hurrelmann, K. (Hrsg.): Gesundheitsförderung durch Organisationsentwicklung. Weinheim, 34–42

Simonson, J., Vogel, C., Tesch-Römer, C. (Hrsg.) (2016): Freiwilliges Engagement in Deutschland. Der Deutsche Freiwilligensurvey 2014. Berlin

Simonton, O. C. (2001): Auf dem Wege der Besserung. Reinbek

Spaemann, R. (1993): Glück und Wohlwollen. Versuch über Ethik. 3. Aufl. Stuttgart

Spaemann, R., Hohendorf, G., Oduncu, F. S. (2015): Vom guten Sterben. Warum es keinen assistierten Tod geben darf. Freiburg

Spiegel, H. v. (2018): Methodisches Handeln in der Sozialen Arbeit. 6. Aufl. München/Basel

Sporken, P. (Hrsg.) (1982): Was Sterbende brauchen. Freiburg

Statistisches Bundesamt (Hrsg.) (2015): Todesursachen in Deutschland – Fachserie 12 Reihe 4 – 2014. In: https://www.destatis.de/DE/Pu¬blikationen/Thematisch/Gesundheit/Todesursachen/Todesursachen. html, 19.05.2016

Staub-Bernasconi, S. (2018): Soziale Arbeit als Handlungswissenschaft. Ein Lehrbuch. 2. Aufl. Bern

Steinbach, G. (2018): Gelebtes Leben. Praxisbuch Biografiearbeit. Esslingen

Student, J.-C. (Hrsg.) (2006): Sterben, Tod und Trauer – Handbuch für Begleitende. 2. Aufl. Freiburg

Student, J.-C. (Hrsg.) (2005): Im Himmel welken keine Blumen. Kinder begegnen dem Tod. 36. Aufl. Freiburg

Student, J.-C. (o. J.): Homepage. In: https://christoph-student.homepage.t-online.de/41518/41793.html, 13.12.2019

Student, J.-C., Napiwotzky, A. (2011): Palliative Care – wahrnehmen, verstehen, schützen. 3. Aufl. Stuttgart

Student, U., Student, J.-C. (1999): Die Angehörigen. In: Student, J.-C. (Hrsg.) (1999). Freiburg, 170–187

Tausch, A.-M., Tausch, R. (1985): Sanftes Sterben. Was der Tod für das Leben bedeutet. Reinbek

Volz, F. (2000): Professionelle Ethik in der Sozialen Arbeit zwischen Ökonomisierung und Moralisierung. In: Wilken, U. (2000), 207–221

Voß, G.-G. (1991): Lebensführung als Arbeit. Über die Autonomie der Person im Alltag der Gesellschaft. Stuttgart

Ware, B. (2013): 5 Dinge, die Sterbende am meisten bereuen. München

Wasner, M., Pankofer, S. (Hrsg.) (2014): Soziale Arbeit in Palliative Care. (2. Aufl. 2020 i. V.) Stuttgart

Wegleitner, K., Heimerl, K., Heller, A. (Hrsg.) (2012): Zu Hause sterben – der Tod hält sich nicht an Dienstpläne. Ludwigsburg

Wegweiser Hospiz- und Palliativversorgung Deutschland (o. J.). In: https://www.dgpalliativmedizin.de/projekte/wegweiser-hospiz-und-palliativversorgung-deutschland.html, 6.11.2019

Weiher, E. (2014): Das Geheimnis des Lebens berühren. Spiritualität bei Krankheit, Sterben, Tod. Eine Grammatik für Helfende. 4. Aufl. Stuttgart

Weltärztebund (2019): „Erklärung von Tiflis". In: https://www.aerzteblatt.de/nachrichten/107111/Weltaerztebund-bestaetigt-Ablehnung-des-aerztlich-assistierten-Suizids-und-der-Euthanasie, 12.07.2020

Wendt, P. U. (2018): Lehrbuch der Sozialen Arbeit. Weinheim

Wendt, W. R. (2018): Case-Management im Sozial- und Gesundheitswesen. Eine Einführung. 7. Aufl. Freiburg

Wendt, W. R. (Hrsg.) (1991): Unterstützung fallweise. Case-Management in der Sozialarbeit. Freiburg

WHO (o. J.): Hospizarbeit und Palliativversorgung. Definitionen der WHO. In: https://www.who.int/cancer/palliative/definition/en/, 14.07.2020

Wildfeuer, A. (2020): Ethik für die Soziale Arbeit. Baden Baden

Wilken, U. (Hrsg.) (2000): Soziale Arbeit zwischen Ethik und Ökonomie. Freiburg

Williams, A. (2002): Über die Hospizarbeit. Eine englische Perspektive. Die Hospiz-Zeitschrift 14, 6–9

Wittwer, H. (Hrsg.) (2014): Der Tod – Philosophische Texte von der Antike bis zur Gegenwart. Stuttgart

Woellert, K., Schmiedebach, H.-P. (2008): Sterbehilfe. München/Basel

Wöhrle, A. (Hrsg.) (2003): Profession und Wissenschaft Sozialer Arbeit. 2. Aufl. Pfaffenweiler

Worden, J. W. (2011): Beratung und Therapie in Trauerfällen. 4. Aufl. Bern

Sachregister